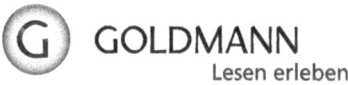
GOLDMANN
Lesen erleben

Buch

Wie zart oder hart will er wo angefasst werden? Welche Stellungen machen ihn an? Mit welchen Techniken und welchem Rhythmus bringt sie ihn beim Handjob am schnellsten ans Ziel? Und was machen die meisten Frauen beim Blowjob falsch? Hier erfahren neugierige Frauen alles, um zur perfekten Liebhaberin zu werden! Mit über 300 O-Tönen verschiedenster Männer, die ihre geheimen Wünsche verraten und aufschlussreiche, handfeste Tipps geben.

Autoren

Cynthia W. Gentry ist als Autorin, Journalistin und Drehbuchautorin tätig und hat bereits verschiedene erfolgreiche Bücher zum Thema Sex veröffentlicht.

Ihr Ehemann, Nima Badiey, unterstützt sie engagiert bei ihren Recherchen. Die beiden haben einen Sohn und leben in Kalifornien.

Von den Autoren außerdem bei Goldmann

Was Frauen im Bett wirklich wollen (17280)

Cynthia W. Gentry

mit Nima Badiey

Was Männer im Bett wirklich wollen

Geheime Wünsche und Sehnsüchte,
die Frauen kennen sollten

Aus dem Amerikanischen von Bettina Spangler

GOLDMANN

Sollte diese Publikation Links auf Webseiten Dritter enthalten,
so übernehmen wir für deren Inhalte keine Haftung, da wir uns
diese nicht zu eigen machen, sondern lediglich auf deren Stand
zum Zeitpunkt der Erstveröffentlichung verweisen.

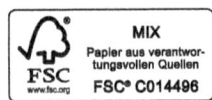

Verlagsgruppe Random House FSC® N001967

7. Auflage
Deutsche Erstausgabe März 2012
Wilhelm Goldmann Verlag, München,
in der Verlagsgruppe Random House GmbH,
Neumarkter Str. 28, 81673 München
Text © 2006 Cynthia W. Gentry and Nima Badiey
First published in the USA in 2006 by
Quiver, a member of Quayside Publishing Group
Originaltitel: What Men Really Want in Bed
Umschlaggestaltung: Uno Werbeagentur, München
Umschlagfoto: Corbis/beyond
Redaktion: Wiebke Rossa
Satz: Buch-Werkstatt GmbH, Bad Aibling
Druck und Bindung: GGP Media GmbH, Pößneck
CH · Herstellung: IH
Printed in Germany
ISBN 978-3-442-17281-8
www.goldmann-verlag.de

Besuchen Sie den Goldmann Verlag im Netz

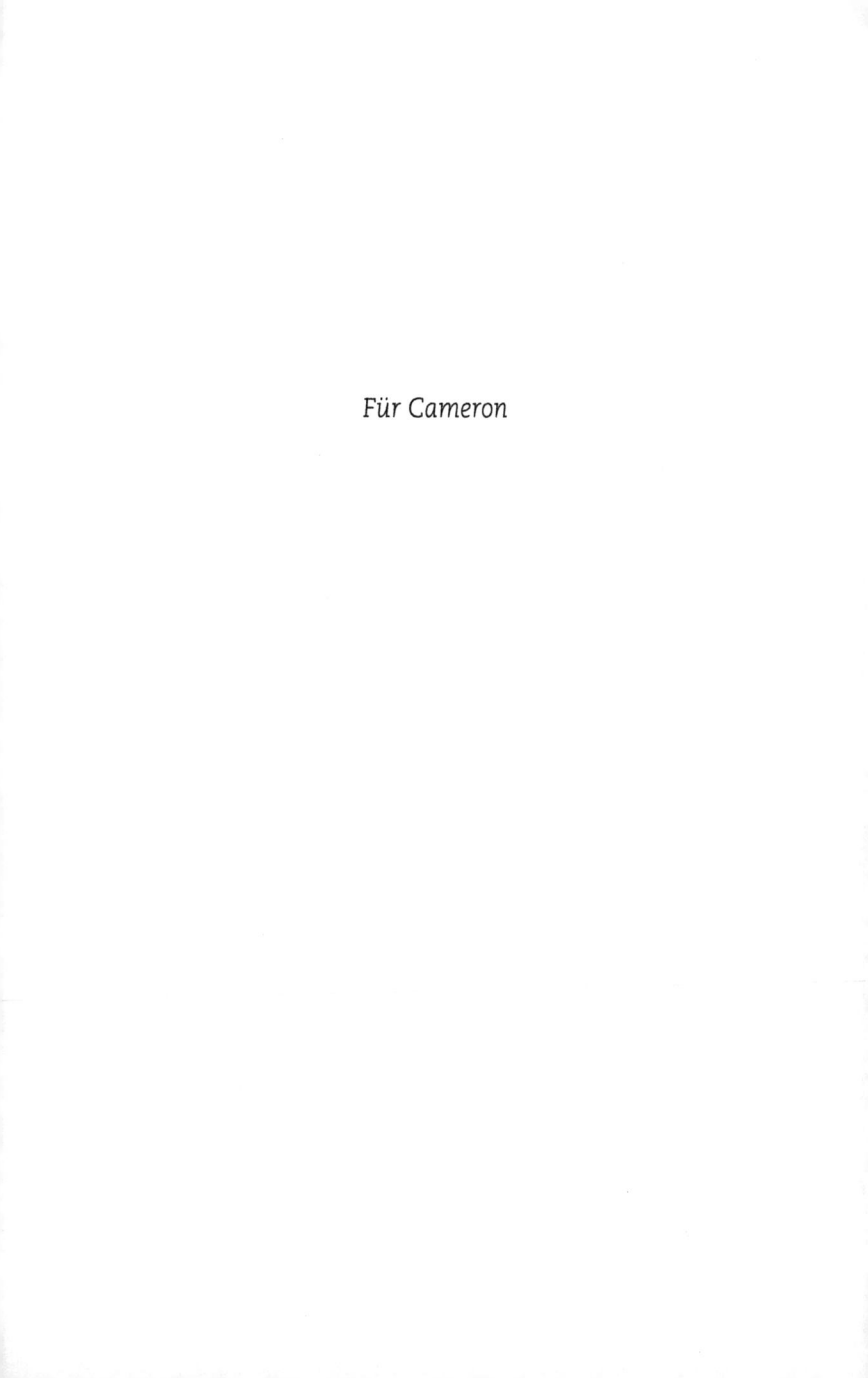

Für Cameron

Inhalt

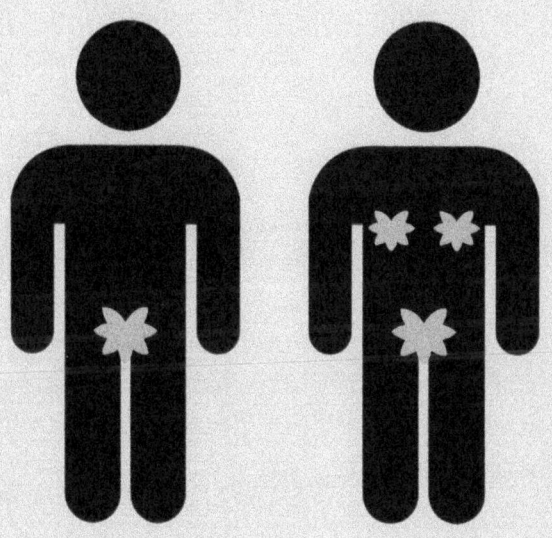

> *Beim Sex geht es um mehr, als Teil A in Teil B zu stecken. Wir bauen hier kein Regal zusammen!*
>
> Nima Badiey

Fragen Sie! (Wir haben es getan.)

Wagen Sie doch einmal einen kurzen Blick in die Abteilung Sexratgeber in einem Buchladen Ihrer Wahl. Sie werden sehen, dass der Großteil dieser Bücher von Frauen verfasst wurde, die fast allesamt einen Universitätsabschluss haben. Da finden sich Handbücher darüber, wie man jemandem einen »unvergesslichen« Blowjob beschert oder wie man in weniger als fünf Minuten zum Orgasmus kommt. Lesen Sie *mein* Buch, so locken die Expertinnen, dann werden Sie bald jedem Kerl die Nacht seines Lebens bereiten können. So mancher Bestseller verspricht mehrere Hundert Techniken, mit denen man einen Mann im Bett in den Wahnsinn treibt. (Wir denken, dass wir bereits nach *fünf* Techniken vollkommen erledigt wären, ganz zu schweigen von mehreren Hundert. Aber das ist unsere persönliche Meinung.) Dennoch fehlt inmitten all dieser endlos langen Bücherreihen immer noch eine ganz bestimmte Stimme. Nämlich die von einem Mann.

Er sagt

Hi, ich bin Nima, Ihr Kopilot auf diesem Flug. Ich bin in diesem Buch die »Stimme aus dem Off« und melde mich zwischendurch, um ein paar kleine männliche Weisheiten beizusteuern. Weil ich den männlichen Part übernehme, wird keine meiner Antworten auf Umfrageergebnissen basieren oder auf auswertbaren Fakten. Ich liefere hier ausschließlich meine absolut persönliche, meist völlig danebenliegende Meinung. Aber, hey, so bin ich nun mal ... ich bin ein Mann!

Einen ehrlichen Rat von anderen Frauen zu bekommen – ob sie nun Expertinnen sind oder nicht – ist sicher nicht schlecht. Aber was sagt der durchschnittliche gesunde Mann ohne Doktortitel, was er sich im Bett wünscht? Braucht er wirklich Hunderte von Techniken für Fortgeschrittene, oder reicht es ihm, wenn eine Frau sich einfach vor ihn hinstellt mit nichts am Leib und nur einem Lächeln im Gesicht?

In diesem Buch wollen wir genau diesen Fragen nachgehen. Wir wollten endlich einmal den Männern eine Chance geben, sich selbst zu äußern, was ihnen in puncto

Sex gefällt und was nicht. Wer könnte zuverlässiger über seine eigene Sexualität sprechen als ein Mann? Die Idee entstand während Cynthias Arbeit an ihrem Buch *Höhepunkte. 365 Ideen für unschlagbar guten Sex.* Ein Teil ihrer Recherchen zu diesem Buch bestand darin, dass sie einige männliche Freunde und Bekannte per E-Mail befragte, was denn das Beste gewesen sei, das eine Partnerin je für sie im Bett getan hätte. Sie fragte sie auch, wie ihre Partnerinnen es schafften, dass sie sich einzigartig und geschätzt fühlten. Die aufrichtigen Antworten der Männer zeigten, dass eine ungeahnte Quelle an Informationen neben uns Frauen im Bett liegt – und dass wir meist zu feige sind oder es uns zu peinlich ist, die richtigen Fragen zu stellen. Oder aber wir haben uns so an unseren Partner gewöhnt, dass wir an Derartiges gar nicht mehr denken. In einer langjährigen Beziehung wird man gern bequem und vergisst, sich hin und wieder nach den Bedürfnissen des anderen zu erkundigen.

Kontaktaufnahme

Für dieses Buch haben wir unser Netz weiter ausgeworfen. Über die Website Zoomerang.com haben wir eine Onlinebefragung erstellt, in der Männer gebeten wurden, offen darüber zu sprechen, was ihre Ehefrauen und Freundinnen über Verführung, Vorspiel, Oralsex, Masturbation, Geschlechtsverkehr, Körperbild und vieles mehr wissen sollten.

Doch bevor wir fortfahren, noch ein paar warnende Worte vorab: Es handelt sich hier *nicht* um eine wissenschaftliche Umfrage. Keiner von uns ist Soziologe oder auch nur Wissenschaftler (es sei denn, man möchte Nimas Abschluss in Maschinenbau gelten lassen, ein Fach, in dem es ja, wenn man es sich recht überlegt, immerhin darum geht, wie die Dinge ineinanderpassen). Wir sind keine neuen Kinseys. Wir sind ganz normale, durchschnittliche Menschen, die ein überdurchschnittliches Interesse an der menschlichen Sexualität haben, das ist alles. Wir haben genau die Fragen gestellt, auf die *wir selbst* gern Antworten haben wollten.

Diese Umfrage haben wir an alle Männer geschickt, die wir kannten, und sie gebeten, sie wiederum an alle ihre männlichen Freunde und Bekannte weiterzuleiten. Außerdem schickten wir den Fragebogen an ein paar Dutzend Frauen, die ihn wiederum an ihre Ehemänner, Partner und männlichen Freunde und Bekannte weiterleiten sollten. Letzten Endes beteiligten sich an der Umfrage fast 300 Männer aus allen Teilen Amerikas und auch aus einigen anderen Ländern der Erde. Ihr Alter lag zwischen 23 und 64 Jahren. Unter den Befragten waren Studenten, Architekten, Elektriker, politische Aktivisten, Wissenschaftler und Krankenpfleger. Nach weiteren demografischen Hintergrundinformationen fragten wir allerdings nicht, darum können wir keine Vergleiche ziehen, inwiefern sich die Einstellung eines Kaliforniers und eines Franzosen in puncto Oralsex unterscheidet. Einige Männer antworteten anonym; andere schafften sich sogar ein Pseudonym an, und wieder andere hatten kein Problem damit, in ihrem eigenen Namen zu antworten.

Das Ergebnis erlaubte uns einen spannenden Einblick in die männliche Psyche. Bisweilen waren wir sehr verblüfft. Wir hätten zum Beispiel nie gedacht, dass Männern ein schöner Hintern wichtiger ist als tolle Brüste und dass sie ihn für den aufregendsten weiblichen Körperteil überhaupt halten.

Andere Ergebnisse wiederum bestätigten nur, was wir bereits vermuteten: dass die meisten Männer im Grunde nette Zeitgenossen sind, die sich tatsächlich wünschen, dass ihre Partnerinnen Spaß haben am Sex – und die alles dafür tun würden, damit es auch so ist. Im Gegenzug wünschen sie sich nichts weiter, als dass ihre Partnerin ein wenig Begeisterung an den Tag legt und dass sie ihnen *sagt,* was sie möchte, statt darauf zu warten, dass sie es ihr von den Augen ablesen.

Während wir an diesem Buch schrieben, wurde unsere Vermutung bestätigt, dass die meisten Beziehungsprobleme ganz einfach gelöst werden könnten, wenn wir nur mehr mit unseren Partnern reden würden, statt unsere Freundinnen und Freunde um Rat zu fragen oder uns mit den Menschen zu vergleichen, über die wir in Zeitschriften lesen. Wir hoffen, dass *Was Männer im Bett wirklich wollen* zu ebendieser Unterhaltung anregt und Frauen und ihre Partner dazu bringt, offener miteinander zu sprechen.

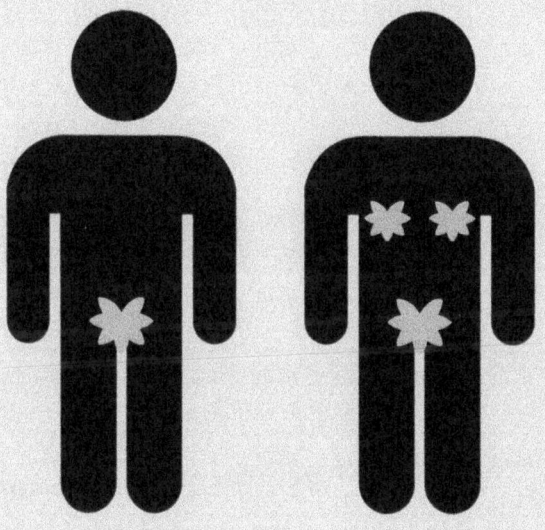

> »Die Verführung ist wichtiger als der Orgasmus.«
>
> George (50, Anwalt)

Womöglich haben Sie gerade einem neuen Mann zum ersten Mal in die Augen gesehen. Vielleicht haben Sie gerade Ihr drittes Date hinter sich. Möglicherweise sind Sie aber auch schon jahrelang liiert oder verheiratet! In welchem Stadium einer Beziehung Sie auch stecken, es stellen sich immer dieselben Fragen: Woran können Sie erkennen, ob er gerade versucht, Sie ins Bett zu kriegen (kleiner Hinweis: wahrscheinlich versucht er es), oder ob er nur ein bisschen flirten will? Wie können Sie ihm klarmachen, dass Sie selbst ein gewisses Bedürfnis verspüren, ob es sich nun um Ihren eigenen Ehemann handelt, der ständig vorm Computer klebt, oder um diesen scharfen Typen, den Sie gerade erst kennengelernt haben?

Wir haben Männer befragt, was Frauen ihrer Meinung nach über die uralte Kunst der »Verführung« wissen sollten – und darüber, wie Männer sie ins Bett zu kriegen versuchen. Wir haben sie aber auch gefragt, auf welche Weise sie am liebsten verführt werden. Wie wir herausgefunden haben, stehen Männer darauf, wenn Frauen die

Initiative ergreifen und den ersten Schritt tun. Denn, wie mehr als ein Mann uns deutlich machte, ist Verführung keineswegs eine Einbahnstraße!

Was Frauen über Verführung wissen sollten

Sollten Sie bereits vermutet haben, dass Männer die Verführung genießen, dann dürfen wir Sie darin bestätigen. Mehr als das. Folgendes haben wir in unserer Umfrage herausgefunden.

Männer versuchen *immer*, Sie rumzukriegen

Die meisten Männer denken so gut wie immer an Sex. Das bedeutet, wenn sie eine Frau attraktiv finden, wollen sie sie sehr wahrscheinlich auch ins Bett kriegen (betrachten Sie das als Kompliment!). Und dafür ist ihnen beinahe jedes Mittel recht.

Das heißt nicht, dass sie schlechte Menschen sind. Sie sind nur scharf, nichts weiter.

»Männer wollen ständig Sex«, sagt Randy (45, Lehrer). »Wenn ein Mann irgendein Zeichen von Interesse zeigt – oder wenn er kein offenkundiges Desinteresse an den Tag legt –, dann will er eine Frau eigentlich immer ins Bett kriegen.«

Einige Männer brachten es sogar noch deutlicher zum

Ausdruck: »Wenn ich zu einer Frau total nett bin, dann will ich meist auch mit ihr schlafen«, sagt Rob (45, Unternehmensberater).

Dem stimmt auch Morgan (27, Finanzberater) zu. »Eine Frau muss sich eigentlich nur klarmachen, dass so gut wie jede Kontaktaufnahme darauf abzielt, sie ins Bett zu kriegen«, sagt er. »Nur ein Kerl von tausend will sie wirklich nur mit nach Hause nehmen, um mit ihr ›reden‹.«

Behalten Sie das auf alle Fälle im Hinterkopf für das nächste Mal, wenn ein Mann Ihnen sein Herz ausschüttet. »Jeder heterosexuelle Mann, der offen über seine Gefühle spricht, will eine Frau nur verführen«, meint Simon (36, Programmierer). (Man beachte das Wort »offen«. Männer neigen in der Regel nicht dazu, über ihre Gefühle zu sprechen. Deshalb sollte man es als gutes Zeichen werten, wenn sich ein Mann nach näherem Kennenlernen öffnet. Geschieht dies allerdings bereits beim ersten Date, dann sollten bei Ihnen ganz schnell die Warnblinklichter angehen!)

Glauben Sie bloß nicht, dass ein Mann immer wartet, bis die Sonne untergeht, ehe er den ersten Schritt wagt. »Eine Einladung zum Mittagessen oder auf eine Tasse Kaffee kommt einer Einladung zu nachmittäglichem Sex gleich«, erklärt Vertriebsleiter Rob (36, Verkäufer).

Einige Männer bedienen sich nonverbaler Signale, um ihr Interesse zu bekunden. Eine leichte Berührung an Arm, Schulter oder Rücken? Oder streift er sanft mit den

Fingerkuppen über Ihren Oberschenkel? Ein deutliches Anzeichen, dass er auf etwas anderes aus ist als auf eine wilde Partie Scrabble.

»Männer überlegen sich ganz genau, welche Signale sie an ihre Auserwählte senden«, berichtet Clay (31, städtischer Angestellter). »Wenn ich eine Frau zärtlich berühre, dann spüre ich das selbst, so als würde sie mich ebenso anfassen. Wenn ich das also tue, dann einzig in der Hoffnung, damit eine unkontrollierte, spontane Reaktion bei ihr auszulösen.«

Frauen sollten sich auch darüber im Klaren sein, dass Männer davon ausgehen, dass eine Frau es *mitkriegt,* wenn sie verführt wird. »Frauen wissen, dass wir selten Gutes im Schilde führen«, meint Ron (29, Doktorand). Aber ist es nicht genau das, was den ganzen Affentanz so spannend macht?

Eine Frau, die schwer zu kriegen ist, wird irgendwann langweilig

Ganz gleich, wie entschlossen ein Mann ist, eine Frau ins Bett zu bekommen, er erwartet nicht, sie gleich beim ersten Versuch rumzukriegen. Für viele Männer liegt der wahre Reiz der Verführung in der Ungewissheit. »Die Jagd ist fast genauso spannend wie das Fangen an sich«, bemerkt Allen (35, Filmproduzent).

Das soll nicht heißen, dass man sich seinen Avancen auf immer verweigern soll – vorausgesetzt natürlich, man ist tatsächlich auch an ihm interessiert. »Eine Frau, die schwer rumzukriegen ist, wird auf die Dauer langweilig; wenn eine Frau sich jedoch spielerisch widersetzt, dann törnt mich das an«, erklärt Robert (39, Anwalt). »Die Jagd macht nur dann Spaß, wenn der Hund am Ende den Fuchs fängt. Wenn der Fuchs entwischt, dann ist man umsonst durch die Gegend gerannt.«

Scheuen Sie sich also nicht, Ihr Interesse offen zu bekunden. »Männer suchen laufend nach Signalen, die ihnen bestätigen, dass eine Frau an Sex interessiert ist«, meint Walt (27, Marketingmanager). »Sie sollte einem Mann also unbedingt zeigen, dass er sie anmacht.« Kaum ein Mann hat Lust, viel Zeit auf aussichtslose Jagden zu verschwenden (und wenn einer das doch mal tut, dann aus Gründen, von denen Sie lieber nichts wissen wollen); wenn eine Frau sich zu lange bitten lässt, dann riskiert sie, dass er die Jagd vorzeitig beendet und sie als Beute in den Wind schießt.

»Männer meinen immer, sie dürften nicht zu direkt sein, aber sie haben auch keine Lust auf Spielchen«, stellt Nigel (31, Wissenschaftler) fest. »Wenn ein Mann Interesse zum Ausdruck bringt, dann will er eine Frau und Punkt. Und im Normalfall wird er sich nicht weiter abmühen, wenn er keine eindeutigen Signale ihrerseits empfängt.«

Sie sagt

Ich hasse den Ausdruck »schwer rumzukriegen«, ich hasse ihn wirklich! Wenn Sie mit einem Mann schon beim ersten Kennenlernen oder nach dem ersten Date schlafen wollen, dann tun Sie es, um Himmels willen! Sie sollten sich nur darüber im Klaren sein, dass Sie sich dann nicht unbedingt eine Beziehung erhoffen müssen. (Aber stellen Sie sich vor, wie angenehm überrascht Sie wären, wenn er dann doch anruft!) Wenn Sie sich hingegen entschließen, nicht gleich mit einem Mann ins Bett zu gehen, dann tun Sie dies Ihren eigenen Gefühlen zuliebe, nicht weil Sie irgendeine lahme Strategie verfolgen, mit der Sie ihn rumkriegen wollen.

Wichtig ist zu wissen, dass dem Spiel der Verführung ein gewisses Maß an spielerischer Gelassenheit guttut. »Mittels eines Flirts loten wir zunächst unsere Chancen und die Reaktion der Auserwählten aus«, erklärt Ben (40, Architekt). »Wenn eine Frau sich durch Bemerkungen wie ›du hast tolle Beine‹ oder ›dein Hintern ist echt süß‹ belästigt fühlt, dann probieren wir erst gar nicht länger, sie rumzukriegen. Also werdet lockerer!«

Er sagt

Männer sind recht einfach gestrickt. Das gebe ich offen zu. Wir kapieren es nicht, wenn eine Frau nicht zurückruft oder wenn sie uns mit einer Bemerkung wie »Ich ruf dich an« abserviert. Ans Ziel zu kommen ist für uns genauso wichtig wie für euch Frauen, aber wenn wir uns unsicher sind, dann machen wir in der Regel weiter, es sei denn, es gibt unmissverständliche Anzeichen dafür, dass alles umsonst wäre. Eine Frau sollte sich nicht scheuen zu sagen, was sie denkt (ob nun mit negativem oder positivem Ergebnis). Man sollte dabei nur im Hinterkopf behalten, dass man erntet, was man sät. Wenn Sie also einen Schlusspunkt setzen wollen, dann sollten Sie das zwar entschieden, aber auch auf nette Art und Weise tun.

Die Verführung einer Frau ist schwerer, als es aussieht (und Männer sind auch nur Menschen)

Ladys, zeigen Sie bitte ein wenig Mitgefühl für Ihren Partner. Ja, die Männer wollen Sie rumkriegen. Das bedeutet allerdings *nicht* automatisch, dass sie auch genau wissen, wie sie das anstellen sollen. T.J. (42, Musiker) bringt es exakt auf den Punkt: »Ich wünschte, die Frauen wüssten, wie schwer es in Wirklichkeit ist, eine Frau zu verführen. Jede reagiert anders, und trotzdem erwartet man von uns Männern, dass wir immer genau wissen, was wir zu tun haben.«

In unserer Umfrage hat tatsächlich eine ganze Reihe von Männern zugegeben, dass sie sich in Bezug auf ihre Verführungskünste bisweilen unsicher sind:

»Allem Anschein zum Trotz sind wir doch recht unsicher, wenn wir mit einer Frau ins Bett wollen. Wenn man uns nur ein eindeutiges Signal schicken könnte. Und es sollte (zugunsten aller Beteiligten) immer ein würdevoller Abgang möglich sein.« – *Sam (46, Unternehmensberater)*

»Die meisten Männer haben keinen Plan, wie man eine Frau verführt.« – *Mike (23, Student)*

»Viele Männer wissen nicht, wie sie eine Frau ins Bett kriegen. In den meisten Fällen gelingt ihnen das rein zufällig. Und die meisten aufrichtigen Typen sind sich in puncto Verführung total unsicher. Die wenigen absolut von sich selbst überzeugten Weiberhelden sind für gewöhnlich Arschlöcher und machen es dem Rest unnötig schwer.« – *J. B. (50, Softwareentwickler)*

»Wir wissen nicht wirklich, was wir tun. Also habt Erbarmen mit uns.« – *Rick (27, Student)*

»Einige Kerle sind mit ihrem Körper genauso unzufrieden, wie Frauen es mit ihrem oft sind. Dann betrachten wir es als einzige Möglichkeit, einer Frau klarzumachen, wie toll wir ihren Körper finden, indem wir sie ins Bett zu kriegen versuchen.« – *Jordan (45, Marketingdirektor)*

Nehmen Sie also ein kleines bisschen Rücksicht auf seine Gefühle (denn Männer sind auch nur Menschen). Wenn Sie nicht interessiert sind an seinen Bemühungen, dann ziehen Sie das Ganze nicht unnötig in die Länge. »Niemand wird gern zurückgewiesen, aber wenn eine Frau offen und direkt ist und dankend ablehnt«, rät Marcus (47, Geschäftsführer), »dann ist das in Ordnung. Sie sollte nur taktvoll vorgehen. Statt einfach nicht mehr anzurufen oder übertrieben höflich zu reagieren, sollte eine Frau einem einfach klipp und klar sagen, wenn sie anderweitig vergeben ist oder schlichtweg nicht will.«

Das bringt uns zu unserem nächsten – und wahrscheinlich sogar wichtigsten – Punkt zum Thema Männer und Verführung.

Nicht alle Männer sind Idioten

Ja, Männer stehen auf Sex, und normalerweise haben sie nichts anderes im Sinn, als eine Frau dazu zu bringen, es mit ihnen zu treiben. Das heißt aber *nicht*, dass jeder nette Mann, der einem über den Weg läuft, ein ver-

Er sagt

Beim Sex geht es um mehr, als Teil A in Teil B zu stecken. Wir bauen hier kein Regal zusammen, sondern üben uns in der großen Kunst der Verführung – deshalb ist es doppelt so wichtig, dass man seine Gefühle und Wünsche offen zugibt.

Der Lacher: Männer wissen nur etwa ein Prozent von dem, was sie nach Meinung der Frauen wissen sollten. Wenn ein Mann also etwas Bestimmtes für Sie tun soll, dann müssen Sie ihm das lediglich ganz deutlich sagen. Viele Frauen beklagen sich darüber, dass die besten Männer entweder vergeben oder schwul sind. Wenn Sie sich einen tollen Typen geangelt haben, dann »investieren« Sie ruhig in ihn. Das Wissen, das wir brauchen, um bei Frauen Erfolg zu haben, ist uns nicht in die Wiege gelegt worden, aber wenn Sie ein wenig Zeit und Mühe investieren, dann lohnt sich das für Sie, versprochen. Denken Sie daran: Wir Männer sind bereit zu lernen, wenn ihr Frauen bereit seid zu lehren!

logener Verführertyp ist, der nur ein Abenteuer für eine Nacht sucht. »Die meisten Kerle meinen es ehrlich, wenn sie nett zu einer Frau sind«, versichert uns Pete (42, Vertreter).

»Viele versuchen es erst gar nicht mit bestimmten Taktiken wie Anmachsprüchen oder Alkohol«, meint Jack (52, Grafikdesigner). »In Wirklichkeit sind die Kerle, die ich kenne, überwiegend dagegen, Frauen (oder irgendjemanden) zu manipulieren.«

Den Männern ist klar, dass eine Frau einem Mann zunächst vertrauen muss, ehe sie mit ihm intim wird. Bruce (31, Finanzplaner) spricht im Namen vieler seiner Geschlechtsgenossen, wenn er sagt: »Ich will erst einmal eine gewisse Vertrauensbasis schaffen, damit sie sich wohlfühlt, wenn sie mit mir im Bett landet.«

Im Grunde genommen stößt viele Männer der Gedanke eher ab, zu verführen allein um des Verführens willen. »Ich möchte ja nicht unbedingt wie ein Frauenversteher rüberkommen, aber eine Frau zu verführen, nur um sie ins Bett zu kriegen, das liegt mir einfach nicht«, erklärt Patrick (41, Marketingexperte). »Wenn ich merke, dass da irgendwas passiert, wenn wir uns küssen, dann weiß ich, dass eine Beziehung letzten Endes auch im Schlafzimmer möglich ist.«

Schreiben Sie den netten Kerl, bei dem nicht alles ganz so glattläuft, nicht gleich ab. »Männer, die im ersten Moment äußerst charmant scheinen, haben sich meist eine Masche zugelegt und sind deshalb auch in den häufigsten Fällen nicht die beste Wahl. Männer hingegen, die keine Tricks auf Lager haben, um den Charmebolzen zu

Er sagt

Die größte und schönste Überraschung erlebt man, wenn sich herausstellt, dass jemand scharf auf einen ist. Erst recht, wenn man das gar nicht erwartet hat. (Klar ist es noch schöner, wenn man dieses Interesse auch erwidert.) Es gibt nichts Schärferes als eine Frau, die einen Mann verführt. Wir Männer lieben die Vorstellung, mit Wein und einem Essen verwöhnt zu werden und dann … na ja, Sie wissen schon. Wir mögen es sogar, beim Sex unten zu sein (auf dem Rücken zu liegen ist nämlich echt bequem).

mimen, sind dafür oft die einzig guten Kerle weit und breit«, meint Richard (35, Lehrer). »Es ist doch viel einfacher und lustiger, einem netten Mann charmantes Verhalten beizubringen, als einem charmanten Mann das Nettsein.«

Betriebsgeheimnis

So offen die meisten Männer ihre intimsten Gedanken in Sachen Verführung mit uns geteilt haben, gaben sich manche doch eher schüchtern. »Ich bin mir nicht sicher, ob ich möchte, dass die Frauen darüber Bescheid wissen«, meinte einer, der seinen Namen nicht nennen wollte. Ein anderer gestand: »Wieso sollten wir das Spiel aus der Hand geben?«

Sind diese Männer solche Meister der Verführungskunst, dass sie ihren Erfolg gefährdet sehen, wenn sie ihre Methoden preisgeben? Keineswegs. Sie hängen nur dem Glauben an, dass das Geheimnisvolle die wichtigste Zutat ist beim Geschlechtertanz.

»Frauen brauchen doch nicht zu wissen, wie wir sie rumkriegen wollen«, meint Brian (29, Filmemacher). »Gerade deshalb macht das Spiel doch so viel Spaß. Wenn sie unsere Tricks kennen würden, dann wäre das Ganze längst nicht mehr so aufregend.«

Natürlich gibt es noch einen weiteren Grund, weshalb manche Männer sich ungern in ihren Werkzeugkoffer der Verführung schauen lassen: »Ich finde nicht, dass Frauen noch mehr darüber wissen sollten, wie Männer sie abschleppen«, meint P. B. (51, Personalvermittler). »Sie wissen heutzutage eh schon viel zu viel.«

Machen Sie den ersten Schritt

Sie sehen schon, worauf wir hinauswollen: Männer lieben den Reiz der Verführung. Das bedeutet aber nicht, dass sie stets diejenigen sein wollen, die sich dafür abmühen. Ist es für einen Mann in Ordnung, wenn die Frau die Initiative ergreift? Auf diese Frage antworteten 57 Prozent

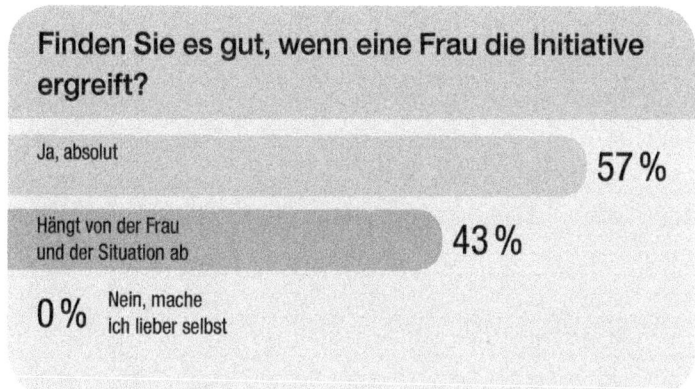

Finden Sie es gut, wenn eine Frau die Initiative ergreift?

Ja, absolut **57 %**

Hängt von der Frau und der Situation ab **43 %**

0 % Nein, mache ich lieber selbst

mit einem überzeugten »Ja, absolut!« Ein weiterer großer Teil, nämlich 43 Prozent, war der Meinung, dass es ganz von der Frau und von der jeweiligen Situation abhängt. Kein einziger Mann sagte, dass er lieber selbst den ersten Schritt macht.

Ein Mann meinte, dass es beim Verführungsspiel das gegenseitige Geben und Nehmen zwischen den Geschlechtern ist, was die Sache so interessant macht, und Malcolm (34, Manager) sagt: »Manchmal sollten Frauen tatsächlich die Männer verführen, weil nur so das Gleichgewicht gehalten wird in puncto sexueller Spannung.« Dan (38, Immobilienmakler) pflichtet dem bei: »Man könnte annehmen, dass ich ständig Frauen ins Bett kriegen will, aber dem ist nicht so. Deshalb sollten Frauen ruhig etwas mutiger werden und öfter mal die Führung übernehmen.«

Wir müssen wohl nicht erwähnen, dass viele Männer darüber hinaus langsam keine Lust mehr haben, immer den Verführer spielen zu müssen. »Es ist schon anstrengend für uns, dauernd den ersten Schritt zu machen«, beklagt sich Paul (29, Doktorand). »Warum kann es nicht hin und wieder auch andersherum sein?«

Er sagt/Sie sagt

Er sagt: Zu Sex hat noch kein Mann Nein gesagt!
Sie sagt: Das ist reines Wunschdenken. Ob man es glaubt oder nicht, es passiert immer wieder. Man sollte sich zum Beispiel nie während der letzten entscheidenden Minuten eines wichtigen Fußballspiels auf einen Mann stürzen oder wenn er gestresst ist oder einfach nur erledigt. Männer sind auch nur Menschen.

Wie man einen Mann verführt

Wenn man also davon ausgeht, dass Männer *wollen,* dass man sie hin und wieder verführt, was ist dann der verführerischste Schachzug oder die verlockendste Geste, mit der man ihm sein Interesse kundtut? Im Folgenden verraten ein paar Männer, wie sie persönlich gern verführt werden.

Seien Sie direkt!

Männer können keine Gedanken lesen. Tatsächlich ist Cynthia noch nie einem Mann begegnet, der übersinnliche Fähigkeiten gehabt hätte. (Obwohl sie immer verlangt, dass Nima »eigentlich wissen sollte«, wann sie den Müll von ihm rausgebracht haben möchte.) Geben Sie sich nie so schüchtern, dass er nicht einschätzen kann, ob Sie nun interessiert sind oder nicht. »Kommt einfach zur Sache«, rät Sam (52, Musiker), und dieses Gefühl teilte der Großteil der von uns befragten Männer.

»Wenn eine Frau mit mir zusammen sein will, dann sollte sie das ganz einfach offen und ehrlich sagen«, bestätigt David (43, Systemadministrator).

»Ich mag es, wenn ein Mädchen mir ohne Umschweife sagt, wenn sie interessiert ist«, versichert uns auch Ted (27, Produktionsassistent).

Wenn manche Männer »Direktheit« verlangen, dann meinen sie das auch so. Nigel (31, Wissenschaftler) ist ein »offener Angriff« das Allerliebste in Sachen Verführung. Ein anderer Mann rät den Frauen, einfach dasselbe zu tun, das er auch tun würde: »Mich betrunken machen, mir sagen, dass ich toll bin, und dann nach meiner Brust greifen.« Alex (32, Manager) steht darauf, wenn sie ihn »einfach nur mit einem Blick ins Schlafzimmer lockt oder gleich im Wohnzimmer oder im Auto verführt!«

Bleiben Sie ganz Sie selbst!

Den Männern in unserer Umfrage reicht es offensichtlich nicht, wenn eine Frau direkt ist, sie wollen auch, dass sie ganz sie selbst bleibt. Denn nichts wirkt in ihren Augen abtörnender als eine Frau, die ihnen etwas vorspielt. »Es ist viel attraktiver, wenn eine Frau sich nicht verstellt, als wenn sie versucht, die Femme fatale oder die Eisprinzessin zu geben«, rät Patrick (40, Schriftsteller). »Ein lächelndes Gesicht ist viel verführerischer als eine Frau, die sich abmüht, kühl und sexy zugleich zu sein.«

»Ich mag es, wenn eine Frau sagt, was sie will, und wenn sie mit ihrer Sexualität kein Problem hat«, erklärt William (39, Unternehmensberater). »Ich will wissen, dass sie mich nicht verarscht und mit Spaß bei der Sache ist.«

Fassen Sie ihn an!

Das Einzige, was einem Mann die Sicherheit gibt, dass Sie intim werden möchten, ist, wenn … nun ja, wenn Sie selbst intim werden und ihn anfassen! Nichts vermittelt einem Mann Ihr Begehren besser als eine Berührung, sei sie nun zaghaft oder ganz direkt.

»Ich weiß, dass eine Frau sich für mich interessiert, wenn sie Körperkontakt sucht«, meint Bruce (31, Finanzplaner). »Mich törnt es total an, wenn eine Frau mich in der Öffentlichkeit am Arm oder der Schulter berührt. Normalerweise ist das ein gutes Zeichen.«

Manchen Männern genügt auch eine ganz leichte, völlig »unschuldige« Berührung. Mit jeder der folgenden Gesten können Sie einem Mann Ihr Interesse kundtun:

»Wenn sie meinen Nacken küsst.« – *Sam (52, Musiker)*

»Ein ungezwungener Flirt und zwischendurch ein paar zaghafte Berührungen, das reicht.« – *Patrick (40, Schriftsteller)*

»Blickkontakt und sanfte Berührungen.« – *Claude (34, Musiker)*

»Ein lockerer, spielerischer Umgang miteinander und leichte Berührungen, ganz gleich wo an meinem Körper, aber ganz besonders im Nacken.« – *Sam (46, Unternehmensberater)*

»Sanfte, subtile Berührungen. Eine Hand, die meine Hand ganz leicht berührt.« – *Dan (38, Immobilienmakler)*

»Wenn sie mir völlig bewusst die Hand auf den Arm legt.« – *Ralph (34, Projektmanager)*

»Wenn sie ganz sanft und subtil mein Bein oder meinen Arm anfasst.« – *Scott (29, Student)*

Er sagt

Wer offen darum bittet, der bekommt auch Sex. Wenn man allerdings nur Andeutungen macht, dann besteht die Gefahr, dass man leer ausgeht. Wer die Zähne nicht auseinanderkriegt, der kann lange warten auf den legendären Wahnsinnsorgasmus, bei dem die Nachbarn gegen die Wand hämmern, die Laken hinterher total zerwühlt sind und einem die Ohren dröhnen. Aber eigentlich hätten Sie sich den doch verdient, oder nicht?

»Geschmeidige Körperbewegungen, leichte, beiläufige Berührungen. Wenn sie mich mit ihren Brüsten streift.« – *George (50, Anwalt)*

Andere Männer wiederum reagieren auf ein aggressiveres Vorgehen. Er hat immer noch nicht verstanden, worauf Sie aus sind? Dann versuchen Sie einen der folgenden Tricks:

»Eine kräftige Umarmung und ein Zungenkuss oder ein Zwinkern und ein Lächeln, wobei sie sich über die Lippen leckt.« – *anonym*

»Ein richtiger Zungenkuss, und wenn sie mich im Intimbereich streichelt.« – *Randy (45, Lehrer)*

»Wenn sie sich an mir reibt oder mich küsst.« – *Joe (59, Unternehmensberater)*

»Wenn sie mich an der Innenseite der Schenkel streichelt.« – *Peter (58, Krankenpfleger)*

»Wenn sie meinen Hintern anfasst oder mich sanft im Schritt packt und drückt! Oder wenn sie sich vollkommen bekleidet rittlings auf mich setzt und mich küsst.« – *Ben (40, Architekt)*

»Einmal hat meine Freundin sich die Lippen geleckt, mich am Hemd gepackt und mich ins Schlafzimmer gezerrt. Das war unheimlich sexy.« – *Jordan (45, Marketingdirektor)*

Doch ganz gleich, wie oft Sie ihn »rein zufällig« berühren, vergessen Sie nicht, irgendwann auch einmal etwas zu sagen. »Klar ist es ein sicheres und verlockendes Zeichen von Interesse, wenn sie mich bei jeder Gelegenheit anfasst, aber sie wird nie ans Ziel kommen, wenn sie mir nicht klipp und klar sagt, was sie will und was ihr gefällt«, meint Richard (35, Lehrer).

Vergessen Sie den Rest seines Körpers nicht!

Es gibt sicher Männer, denen gefällt es, wenn man gleich ans Eingemachte geht. Doch achten Sie darauf, ihre Verführungskünste nicht auf ein derbes Grapschen nach seinem Gemächt zu beschränken, sonst verpassen Sie noch Ihre Chance, ihn völlig um den Verstand zu bringen. »Männer haben nicht nur einen Penis«, warnt William (39, Unternehmensberater). »Schenkt ihm nicht eure ganze Aufmerksamkeit, sondern widmet euch unserem gesamten Körper. Er ist voller erogener Zonen.«

Ihre Blicke sind entscheidend!

Unterschätzen Sie nicht die Macht, die Ihre Augen haben können. Immer wieder erklärten die Männer in unserer Umfrage, dass Blickkontakt für sie eines der zuverlässigsten Signale darstellt, dass eine Frau sie verführen möchte. Ein Blick kann flüchtig, fest oder absolut direkt sein. »Am besten finde ich es, wenn eine Frau mir mit ihrem Blick klar zu verstehen gibt, worauf sie aus ist«, rät Brian (29, Filmemacher). Hier gleich noch ein paar weitere Tipps:

»Sie sollte erst mich ansehen und dann einen unmissverständlichen Blick in Richtung Schlafzimmer werfen.« – *Jeffrey (51)*

»Ein anhaltender Blick, ein verführerisches Lächeln, und dann beugt sie sich am besten noch vor und flüstert mir etwas ins Ohr.« – *Ted (44, Logistikleiter)*

»Seht uns direkt in die Augen, redet keinen Schwachsinn, und zeigt uns, dass ihr uns attraktiv findet.« – *Allen (35, Filmproduzent)*

Sie müssen ihn nicht schmachtend anhimmeln, um ihm zu vermitteln, was Sie wollen. »Mit einem frechen, verschmitzten Blick kriegt man mich wunderbar rum«, sagt Matt (46, politischer Aktivist). »Am besten guckt eine Frau ein bisschen durchtrieben, aber nicht zu dreist oder

---

Er sagt/Sie sagt

Er sagt: Noch ein Tipp von mir. Beziehen Sie Nahrungsmittel mit ein ... auf verführerische Art und Weise. Wenn ein Mann nicht versteht, dass Sie Sex wollen, während Sie am Spargel saugen oder sich eine Banane tief in den Mund schieben, dann hat er Sie nicht verdient.
Sie sagt: Wie Sie vielleicht bereits ahnen, funktioniert dieser Trick leider nur, wenn man einen Mann an der Angel hat, der die orale Phase seiner Kindheit nie ganz hinter sich gelassen hat.

---

schamlos. Wenn sie es übertreibt, bringt mich das nur zum Lachen.«

Reden Sie mit ihm!

Einige Männer reagieren am positivsten auf verführerische Worte. »Eine Frau, die direkt auf einen zukommt und einen anquatscht, ist einfach unschlagbar«, meint Paul (29, Doktorand). Im Folgenden ein paar Vorschläge, wie man ihn mit Worten verführt:

»Verwickelt uns in ein Gespräch und haltet es am Laufen.« – *Steve (27, Kellner)*

»Sie sollte mir schmutzige Dinge ins Ohr flüstern. Bei mir kommt eine Frau mit indiskreten Bemerkungen am weitesten.« – *Tom (31, Anwalt)*

»Frauen sollten in Sachen Sex frech, aber doch nicht zu unverblümt sein.« – *Robert (39, Anwalt)*

»Sie sollte mir ins Ohr flüstern und mir Komplimente machen.« – *Matt (46, politischer Aktivist)*

»Toll, wenn ich völlig unerwartet in ein ganz offenes Gespräch verwickelt werde. Da muss es noch nicht mal unbedingt um Sex gehen.« – *Simon (36, Programmierer)*

Auch ein gewisses Maß an Überraschung kann einen Mann in die Gänge bringen. Kurbeln Sie seine Vorstellungskraft an, wenn er es am wenigsten erwartet, dann brennt er bald vor lauter Vorfreude. »Macht völlig unvermittelt sexuelle Anspielungen, beispielsweise beim Mittagessen oder am Telefon«, schlägt Patrick (41, Marketingexperte) vor. »Wenn eine Frau mir direkt sagt, was sie mag oder was sie später mit mir anstellen will – und wenn ich genau weiß, dass wir beide an nichts anderes mehr denken können, bis wir dann tatsächlich zusammen im Bett landen –, dann ist das oftmals eine Garantie dafür, dass man viel Spaß miteinander haben wird.«

Haben Sie Spaß an der Sache!

Wenn Sie planen, in puncto Sex die Initiative zu ergreifen, dann gehen Sie bitte auch mit Freude an die Sache. Sex soll nämlich Spaß machen und nicht in einen Kampf ausarten. Nichts ist attraktiver als eine Frau, die Sex hemmungslos genießt.

»Männer lassen sich gern von Frauen verführen, die sich ihrerseits gern verführen lassen«, meint Gene (64, Autor). »Eine Frau, die deutlich zeigt, dass sie sich nicht gern verführen lässt, wird in dem Punkt selbst nicht recht weit kommen. Verführung ist ein interaktives Spiel, keine Einbahnstraße.«

Welchen Teil des weiblichen Körpers finden Männer am attraktivsten?

Auf welchen Teil des weiblichen Körpers wird er sich bei der Verfügung Ihrer Meinung nach konzentrieren? Ein Großteil der Männer – nämlich 25 Prozent – nennt den Hintern als attraktivsten weiblichen Körperteil. Wir sind dem genauer nachgegangen, um herauszufinden, wieso das so ist:

>»Haut ist sexy, und Kurven sind sexy. Am Hintern ist beides dran. Außerdem, selbst wenn eine Frau so gut wie nackt vor einem steht, dann ist da normalerweise immer noch irgendetwas, was ihn zumindest teilweise verdeckt, und wenn es nur ein String ist. Deshalb wirkt er einfach so unglaublich sexy, wenn man ihn endlich einmal völlig entblößt zu sehen kriegt.« – *David (43, Systemadministrator)*

>»Normalerweise hat eine Frau, die einigermaßen Wert auf ihr Äußeres legt, einen hübschen Hintern. Entweder das oder Levi Strauss ist schuld daran. Denn es gibt für mich nichts Schöneres, als eine Frau zu beobachten, wie sie in ihrer Lieblingsjeans einen Raum durchquert. – *Patrick (41, Marketingexperte)*

»Ich finde, der Hintern sagt viel aus über eine Frau, außerdem ist er der Körperteil, der in erster Linie für die Kurven einer Frau zuständig ist. Der Hintern einer Frau gibt mir auch einen ersten Hinweis darauf, ob sie aktiv und fit ist und ob sie auf sich achtet.« – *George (50, Anwalt)*

»Ich schätze, dieser Körperteil ist so wichtig, weil er auch beim Sex zum Einsatz kommt (zum Festhalten und Schieben) und obendrein nett anzusehen ist.« – *Andy (45, Elektriker)*

»Wahrscheinlich mag ich ihn, weil meine liebste Position die Hundestellung ist. Ich weiß nicht, ob ich das erklären kann; irgendwie ist es was Instinktives, weniger Sache des Verstandes. Für mich ist der Hintern einer Frau die Verkörperung ihrer Sexualität, diese perfekten Kurven, die den geheimen Zugang zu ihrem innersten Heiligtum verbergen.« – *Jay (50, Softwareentwickler)*

»Ein hübscher Hintern sieht immer toll aus, egal was eine Frau anhat, und ich schätze mal, es liegt uns Männern in den Genen, dass wir uns auf ihn konzentrieren. Man kann einfach nicht auf einen Hintern gucken, ohne dabei an Sex zu denken.« – *Patrick (40, Schriftsteller)*

Er sagt/Sie sagt

Er sagt: Wenn man einen Mann »arschfixiert« nennt, dann kann das abwertend gemeint sein, genauso gut aber könnte man das auch als guten Geschmack betrachten. Männer würden wohl eher zu letzterer Variante tendieren. Wir finden natürlich im Grunde den ganzen weiblichen Körper toll. Wenn eine Frau einen netten Hintern hat … oder Brüste … oder Beine … oder Augen … oder Lippen, dann sehen wir es als unsere Pflicht, ihr das zu sagen und ihr unsere Wertschätzung entgegenzubringen.

Sie sagt: Verfallen Sie nicht dem Irrglauben, dass mit einem »hübschen Hintern« nur diese perfekten retuschierten Modelärsche in Magazinen gemeint sind. Mir war schon immer bewusst, dass ich ein nicht gerade klein zu nennendes Hinterteil habe, aber Nima kann die Finger gar nicht davon lassen, und es spielt keine Rolle, ob ich gerade Größe 36 (inzwischen nur noch eine verblasste Erinnerung) oder 42 (während der Schwangerschaft) trage. Da kommt man schon ins Grübeln, ob nicht doch etwas dran ist an dieser Sache mit dem Verhältnis zwischen Hüfte und Taille und der Fruchtbarkeit.

»Es ist wohl eine Art Urinstinkt, der auf den Stein-zeitmenschen zurückgeht, als die Frauen noch stän-dig vor uns davonrannten ... als wir noch nach ih-nen jagen mussten, und zwar buchstäblich. Deshalb ist es bloß natürlich, dass wir auf den Hintern fixiert sind.« – *Rob (36, Verkäufer)*

Dass Rob und Patrick von Urinstinkten und von den Ge-nen sprechen, hat womöglich sogar eine berechtigte wis-senschaftliche Grundlage. Wir haben uns bei Dr. Timothy King, Anthropologe an der Stanford University, erkundigt, warum der Hintern einer Frau eine solch starke Wirkung auf Männer ausübt. »Der Hintern ist nicht einfach nur Hintern – er entscheidet auch über das Verhältnis zwi-schen Taille und Hüften, auch als Taille-Hüft-Quotient bezeichnet«, erklärt Dr. King. »Ein Hintern von einer be-stimmten Größe kann ein Zeichen von Fitness sein oder ein Zeichen dafür, dass eine Frau ausreichend Kalorien zu sich nimmt, um gesunde Kinder zu gebären. Anhand dieses Verhältnisses lässt sich zudem sagen, ob das Be-cken einer Frau weit genug ist, um problemlos Nach-wuchs zur Welt zu bringen.« (Tatsächlich wird unterge-wichtigen Frauen, die Schwierigkeiten haben, schwanger zu werden, oftmals empfohlen, an Gewicht zuzulegen, da ein zu geringer Prozentsatz an Körperfett die Frucht-barkeit negativ beeinflussen kann. Aber auch das andere Extrem, die Fettleibigkeit, kann für dieses Problem verantwortlich sein.) Auch wenn das nicht erklärt, warum manche Männer auf klapperdürre Supermodels stehen, so macht es doch nachdenklich, wie sehr wir auch nach Jahrtausenden noch von unterbewussten Instinkten und Trieben gesteuert werden. (Darüber können Sie sich jetzt Ihre eigenen Gedanken machen.)

Falls ein Mann *nicht* auf Ihren Hintern guckt, worauf achtet er dann? Wenn man bedenkt, dass Männer es mögen, von Frauen verführt zu werden, dann überrascht es nicht, dass die Augen gleich an zweiter Stelle genannt werden. 14 Prozent geben an, dass sie die Augen einer Frau am attraktivsten finden. »Die Augen sind das Fenster zum Hintern einer Frau«, meint Andy (45, Elektriker) scherzhaft. »Sie sagen einem, ob man eine Chance hat, den Hintern in die Finger zu kriegen. Deshalb schenke ich ihnen immer meine ungeteilte Aufmerksamkeit.«

Ganz anders, als unsere Kultur es uns glauben macht, stehen Brüste zu unserer Verblüffung erst an dritter Stelle. »Auch Brüste sind kurvig und sexy, wie der Hintern, meint Mike (23, Student). »Sie sind weich und zugleich fest, und sie unterscheiden sich von Frau zu Frau beträchtlich. Außerdem sind sie eine der erogensten Zonen überhaupt. Manchmal kriegt man viel von ihnen zu sehen, wenn eine Frau einen tiefen Ausschnitt trägt, und manchmal verstecken sie sich gänzlich vor einem, was einen Mann schier um den Verstand bringen kann, weil es seine Fantasie herausfordert.«

Welchen Teil des weiblichen Körpers finden Männer am attraktivsten?

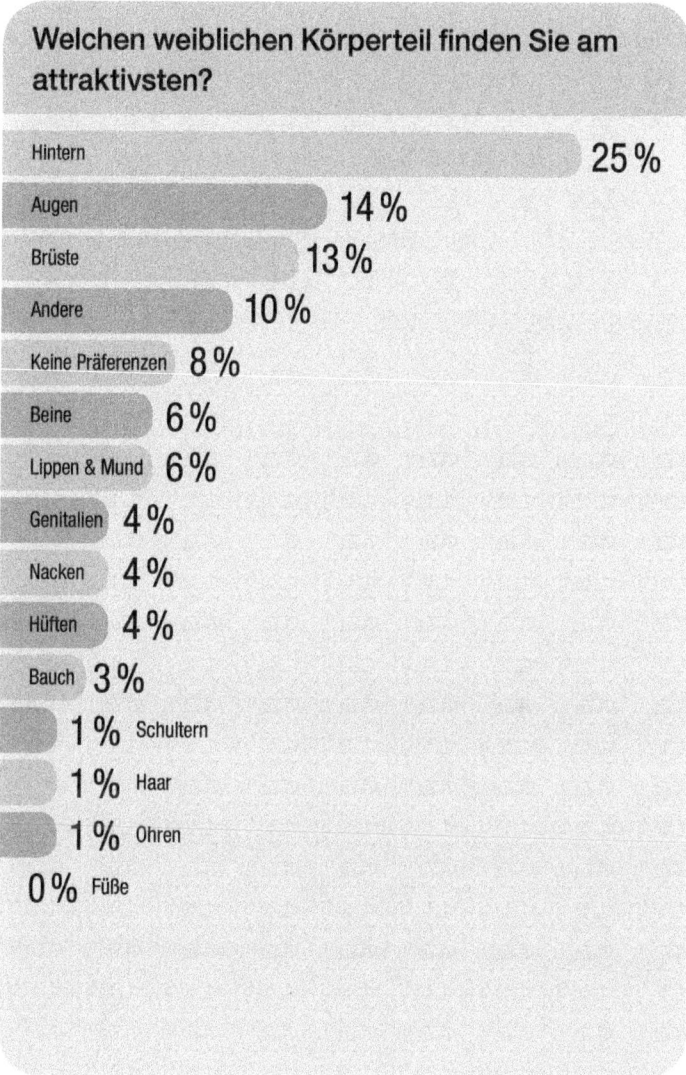

Welchen weiblichen Körperteil finden Sie am attraktivsten?

Hintern	**25 %**
Augen	**14 %**
Brüste	**13 %**
Andere	**10 %**
Keine Präferenzen	**8 %**
Beine	**6 %**
Lippen & Mund	**6 %**
Genitalien	**4 %**
Nacken	**4 %**
Hüften	**4 %**
Bauch	**3 %**
1 % Schultern	
1 % Haar	
1 % Ohren	
0 % Füße	

Er sagt

Einem Mann entgeht nichts, auch wenn wir gern so tun, als wäre das so. Hat eine Frau eine neue Frisur, sich die Zehennägel lackiert, figurbetonte Klamotten an ... das alles fällt einem Mann sehr wohl auf. Wir sind keine Perverslinge, sondern wahre Genießer, was die schönen Dinge des Lebens betrifft.

Einige Männer nannten die Schultern einer Frau als ihren liebsten Körperteil. »Ich habe mich für die Schultern entschieden, weil ich diese perfekt geschwungenen weiblichen Rundungen vom Hals über den Nacken und die Schultern abwärts einfach bewundere«, meint Paul (29, Doktorand). »Außerdem sind die Schultern anders als der Hintern, die Brüste oder sonst ein Körperteil immer erreichbar zum Ansehen, Anfassen, Küssen.«

Ein paar wenige Männer haben sich gleich ohne Umschweife auf die Genitalien der Frau gestürzt. »Ich schätze, jeder, der schon einmal eine Frau mit dem Mund befriedigen durfte und dem das auch gefallen hat, wird zugeben müssen, dass es kein Wunder ist, wenn Männer so besessen sind von diesem Teil der weiblichen Anatomie«, überlegt Patrick (41, Marketingexperte). »Der Duft. Die Weichheit. Der Geschmack. Die Art, wie es anschwillt und feucht wird, wenn man eine Frau dort zärtlich berührt. Ahhh, ich liebe diese Feuchtigkeit.«

Einige Männer weigerten sich jedoch schlichtweg, sich mit nur einem Körperteil zu begnügen. »Nur eines?«, protestierte einer der Befragten. »Ihr macht wohl Witze!«

Diese Männer betrachten eine Frau lieber als Ganzes – oder zumindest gewisse Teilbereiche. »Man bekommt immer ein Komplettpaket, keine Einzelteile«, erklärt Pete (42, Vertreter), während T.J. (42, Musiker) meint, dass er sich bei einer Frau »zu ihrem ganzen Gesicht, ihrem Hals und ihrem Haar insgesamt« hingezogen fühlt.

Er sagt

Egal was eine Frau trägt, sie sollte immer auch dem Geruchssinn Genüge tun. Unsere Augen können 256 verschiedene Helligkeitsgrade erkennen, unsere Ohren können Frequenzen bis zu 21 Kilohertz hören, und unsere Geschmacksknospen können fünf Geschmacksrichtungen unterscheiden. Unser Geruchssinn hingegen kann mehr als 10 000 Gerüche identifizieren. Von unseren fünf Sinnen steht der Geruchssinn am engsten mit unserem Gedächtnis und der Reaktion auf Pheromone in Verbindung. Er ist Ihre stärkste Waffe, also sollten Sie sie nutzen!

Einige Männer geben an, dass sie unterschiedliche Frauen aus ganz unterschiedlichen Gründen attraktiv finden, während andere wiederum auf ganz bestimmte Attribute achten. Xavier (40, Techniker) beispielsweise sagt, dass er in erster Linie auf die Beine einer Frau achtet, weil er auf »nackte Oberschenkel« steht.

Verführerische Kleidung

Welches Outfit sollten Sie tragen, wenn Sie das Interesse eines Mannes wecken möchten? Die Antworten der befragten Männer deckten eine ganz schön breite Palette ab:

- 21 Prozent stehen auf freizügige Outfits, die zugleich sexy und trendy sind.
- 14 Prozent bevorzugen ganz normale, lässige Kleidung wie Jeans und T-Shirt.
- Weitere 14 Prozent werden bei edler Wäsche schwach, wie beispielsweise Spitzen-BHs, Spitzenhöschen und sexy Stringtangas.
- 13 Prozent der Befragten lieben es, wenn eine Frau sich »klassisch elegant« kleidet, zum Beispiel in Cocktail- oder Abendkleid.
- Elf Prozent wollen eine Frau einfach nur im Evakostüm sehen!

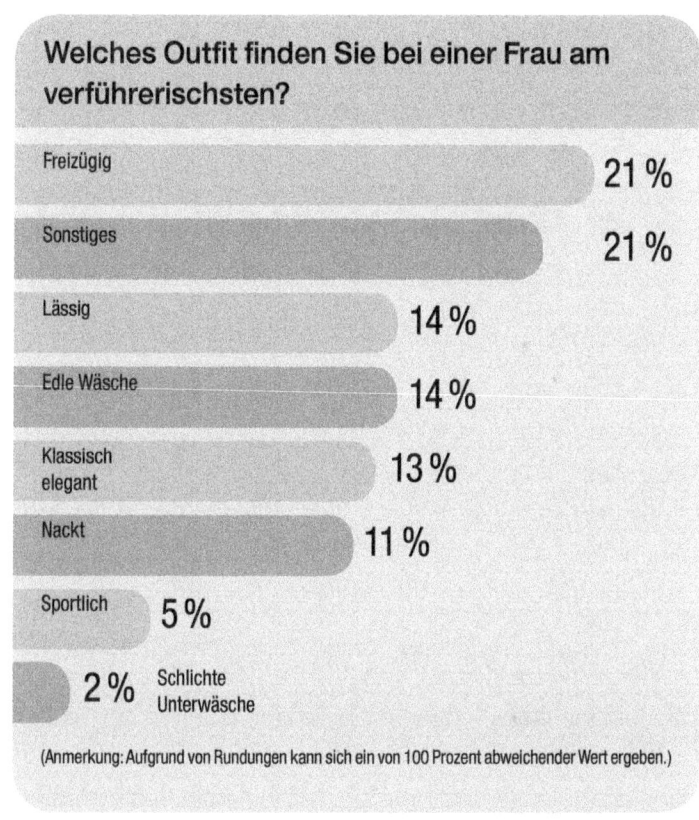

Welches Outfit finden Sie bei einer Frau am verführerischsten?

Freizügig **21 %**

Sonstiges **21 %**

Lässig **14 %**

Edle Wäsche **14 %**

Klassisch elegant **13 %**

Nackt **11 %**

Sportlich **5 %**

2 % Schlichte Unterwäsche

(Anmerkung: Aufgrund von Rundungen kann sich ein von 100 Prozent abweichender Wert ergeben.)

Ein beträchtlicher Teil der Männer allerdings hat ganz eigene Vorstellungen von den Outfits, die eine Frau attraktiv machen. Da wird alles querbeet genannt, vom ärmellosen Oberteil bis hin zum ganz gewöhnlichen Sommerkleid. Auch Jeans werden häufig genannt: »Ein weißes Tanktop, Jeans, nackte Füße, oh mein Gott!«, schwärmt beispielsweise Andy (45, Elektriker), während Patrick (41, Marketingexperte) auf »enge Jeans, Neckholdertop und Baseballkappe« abfährt.

Während manche Männer kein bisschen wählerisch sind (»auf mich trifft alles zu«, meint Unternehmer Brian, 37), gibt es für andere nichts Attraktiveres als, man höre und staune, Businesskleidung:

> »Ich steh auf den lässigen Businesslook, weil ich Frauen fast nur in Meetings begegne.« – *Malcolm (34, Manager)*

> »Ich finde alles Genannte toll! Außerdem Frauen in Businessklamotten.« – *Patrick (40, Schriftsteller)*

> »Ich mag den klassischen Bürolook, also Rock, Bluse und so weiter.« – *Richard (35, Lehrer)*

Wieder andere definieren all das als »sexy«, worin eine Frau sich ganz offensichtlich wohlfühlt. »Sexy ist alles, was den Charakter einer Frau auch nach außen widerspiegelt«, meint George (48, Marketingberater). »Und alles, worin sie selbstbewusst auftritt«, erklärt Dave (41, leitender Angestellter). Wenn also enge Hosen und freizügige Oberteile nicht Ihr Ding sind, dann seien Sie unbesorgt. Solange Sie sich in dem, was Sie tragen, sexy finden, werden Sie auch die entsprechende attraktive Ausstrahlung an den Tag legen.

Sofort ab ins Bett?

Wie schnell will ein Mann mit einer Frau ins Bett, wenn er sich zu ihr hingezogen fühlt? Die Antwort wird vielleicht einige überraschen: Denn der Großteil der Männer macht das von vielerlei Faktoren abhängig – wobei der wichtigste Faktor tatsächlich auch der am schwersten zu fassende ist, nämlich die viel beschworene »Chemie«. Die Männer in unserer Befragung waren sich über deren Wichtigkeit absolut einig:

»Eine gut aussehende Frau zu finden ist nicht schwer, aber wenn die Chemie nicht stimmt, dann hab ich auch kein Interesse an Sex. Dieses Chemie-Ding ist sehr wichtig, weil wir darauf nämlich keinen Einfluss haben; sie entsteht, wenn die Vertrauensbasis stimmt, wenn wir uns aufrichtig hingezogen fühlen zu einer Frau und sie respektieren. Die richtige Chemie ist unentbehrlich, wenn man auf eine langfristige Beziehung aus ist.« – *Andy (45, Elektriker)*

»Alles hängt davon ab, ob die Chemie stimmt! Wenn eine Frau charakterlich uninteressant oder nervig oder unangenehm ist, dann ist es egal, wie gut sie aussieht oder was sie anhat.« – *Patrick (40, Schriftsteller)*

»Die Chemie und noch so ein paar Faktoren spielen eine ganz entscheidende Rolle, auch wenn mir nicht ganz klar ist, was genau dahintersteckt. Manchmal fühle ich mich in kürzester Zeit ziemlich heftig zu einer Frau hingezogen. Und manchmal dauert es eine Weile, bis ich sie attraktiv finde.« – *George (50, Anwalt)*

»Man hat im Bett viel mehr Spaß, wenn man ein gewisses Vertrauen zueinander gefasst hat, gerade wenn es das erste Mal ist. Ein paar gemütliche Restaurantbesuche, ein zwangloser E-Mail-Verkehr, ein paar längere Telefonate – all diese Dinge tragen dazu bei, dass man sich näher kennenlernt und feststellt, ob das Interesse auf Gegenseitigkeit beruht, bevor man das Ganze auch auf eine sexuelle Ebene bringt. Das kann mal schneller gehen, innerhalb von einer Woche, oder auch mal mehrere Wochen dauern.« – *Patrick (41, Marketingexperte)*

»Wenn eine Frau mir auf die Nerven geht, mir die kalte Schulter zeigt oder mich ständig angiftet, dann will ich garantiert nicht mit ihr ins Bett, nicht mal ein einziges Mal. Wenn ich aber bei einer Frau gleich das Gefühl habe, dass wir uns verstehen, dann bin ich gar nicht so scharf darauf, sie sofort ins Bett zu kriegen, weil ich mir dann meistens sicher bin, dass wir uns wiedersehen werden.« – *Nigel (31, Wissenschaftler)*

»Wenn man eine längerfristige Beziehung aufbauen will, muss die Chemie stimmen. Das habe ich persönlich immer im Hinterkopf.« – *Peter (58, Krankenpfleger)*

»Die richtige Chemie ist die Grundlage für viele weitere Aspekte einer Beziehung. Sex ist nur eine Art, miteinander zu kommunizieren. Die wenigsten Kerle sind scharf darauf, wie ein Pornostar rüberzukommen. Sie würden zwar schon gern mit einer Frau ins Bett, aber die meisten wünschen sich doch, dass sich eine Beziehung zunächst intensiviert. Damit das sexuelle Verlangen sich langsam steigert, ist die richtige Chemie nötig.« – *Malcolm (34, Manager)*

Manche Männer geben offen zu, dass sie möglichst schnell mit einer Frau schlafen wollen. »Wenn ich an einer Frau interessiert bin, dann will ich auch so schnell wie möglich mit ihr in die Kiste«, meint einer der Befragten. Dem stimmt auch Rob (36, Verkäufer) zu: »Ich finde, es ist ganz normal, dass die Hormone einen dazu

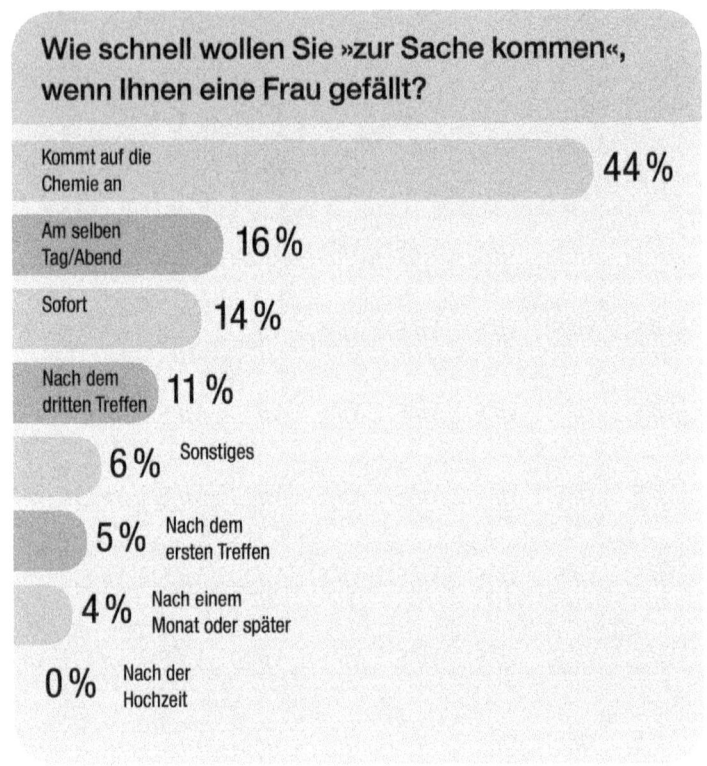

**Wie schnell wollen Sie »zur Sache kommen«,
wenn Ihnen eine Frau gefällt?**

Kommt auf die Chemie an — **44%**

Am selben Tag/Abend — **16%**

Sofort — **14%**

Nach dem dritten Treffen — **11%**

6% Sonstiges

5% Nach dem ersten Treffen

4% Nach einem Monat oder später

0% Nach der Hochzeit

bringen, möglichst schnell mit einer Frau im Bett zu landen.«

Andere wiederum warten lieber, auch wenn sie durchaus das Verlangen verspüren, mit der Angebeteten zu schlafen, wollen sie trotzdem nichts überstürzen. »Auch wenn das Verlangen sofort da ist, kann es doch warten«, meint George (48, Marketingberater).

Er sagt

Wollen wir doch mal ehrlich sein: Wenn ein Mann sagt, er würde Sie gern näher kennenlernen, dann meint er in Wirklichkeit, dass er mit Ihnen schlafen will. Aber daran ist ja grundsätzlich nichts verkehrt! Für uns Männer ist Sex tatsächlich ein Weg, eine Frau besser kennenzulernen. Man stellt sich vor dem anderen bloß, und zwar buchstäblich, und über den rein mechanischen Akt entdeckt man einen Grad der Intimität, der vorher nicht möglich war. Wie oft haben Sie einem Mann ein dunkles oder schmutziges Geheimnis anvertraut, während Sie mit ihm im Bett lagen? Für uns ist Sex eine gute Möglichkeit, die ganzen Spielchen zu umgehen und eine Frau auf einer viel tieferen Ebene kennenzulernen.

Paul (29, Doktorand) fügt hinzu: »Manchmal ist die Sache mit einer Frau rein sexuell, und man will so schnell wie möglich mit ihr ins Bett springen. Und manchmal will man es eher langsam angehen: Dann kostet man das gegenseitige Kennenlernen aus, man freut sich auf das, was kommen wird, und, hey, vielleicht will man auch nichts überstürzen, rein aus Angst, etwas falsch zu machen und alles zu vermasseln! Es ist überhaupt nichts falsch am guten alten Werben und Flirten.«

Auch wenn es allem widerspricht, was man uns ständig weismachen will: Viele Männer möchten lieber damit warten, eben *weil sie eine Frau gern erst etwas näher kennenlernen würden.* »Ich warte lieber, bis ich eine Frau besser kenne und ich mich mit ihr wohlfühle«, erklärt David (43, Systemadministrator) und spricht damit vielen Männern aus der Seele, die in unserer Umfrage ganz ähnliche Antworten gaben.

Unterm Strich

Letzten Endes muss man zu jedem einzelnen Verführungstipp einen unmissverständlichen Warnhinweis mitliefern: Jeder Mann ist anders. Natürlich weist unsere Umfrage auf gewisse allgemeingültige Muster hin, aber man darf nie vergessen, dass ein Trick, der beim einen Mann funktioniert, nicht zwangsläufig auch beim nächsten klappt. Das wiederum ist doch ein wunderbares Argument dafür, einen Mann erst einmal näher kennenzulernen, bevor man alle Hebel in Bewegung setzt, ihn für sich zu gewinnen. Dennoch sollten Sie immer ganz Sie selbst bleiben und ihm mit Blicken, Worten und Gesten deutlich zeigen, dass Sie an ihm interessiert sind, dann kann gar nichts mehr schiefgehen.

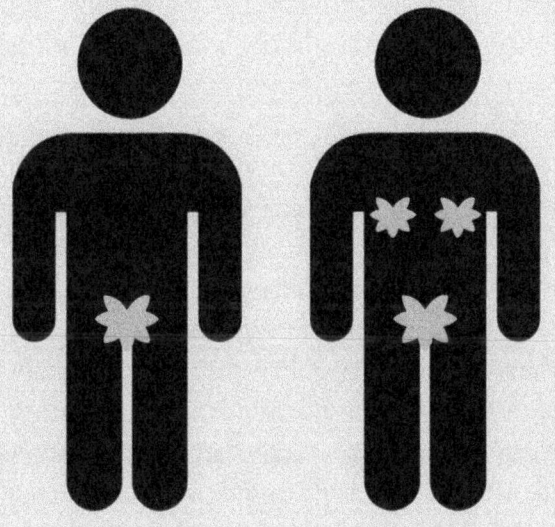

> *»Das Vorspiel sollte spielerisch sein und Spaß machen und ein Weilchen dauern. Die Vorfreude macht das Ganze erst spannend.«*
>
> Bob (28, Ingenieur)

Es spricht einiges für leidenschaftlichen, schmutzigen, spontanen Sex, bei dem ein Mann und eine Frau wild übereinander herfallen. Kluge Pärchen aber wissen, dass ein gekonntes Vorspiel beide Parteien schier wahnsinnig machen kann vor Vorfreude und den Akt bisweilen zu einem übersinnlichen Erlebnis werden lässt. Und seien wir ehrlich: Nicht jede Frau kommt innerhalb weniger Sekunden von null auf hundert. Der Großteil von uns benötigt dazu schon eine kleine Aufwärmphase, ehe wir für die Tat an sich bereit sind. Wie eine von Cynthias Freundinnen es ausdrückte: »Man muss die Pfanne erst heiß machen, bevor man das Fleisch reinlegt!«

Viele Frauen sorgen sich, dass ihre Partner nicht die nötige Geduld aufbringen, um sie in die richtige Stimmung zu versetzen. Die gute Nachricht: Unsere Umfrageergebnisse zeigen, dass daran ganz und gar nichts dran ist. Der Großteil der Männer findet alles großartig, was vor dem Akt an sich geschieht. Wir haben die Männer auch gefragt, was sie so richtig auf Touren bringt und was sie eher abtörnt, bevor es ins Schlafzimmer geht. Sie haben uns verraten, wie sie gerne küssen, welchen erogenen Zonen außerhalb des Intimbereichs man Aufmerksamkeit schenken sollte und welche Art von Intimfrisur sie am schärfsten finden. Lesen Sie weiter und finden Sie die Antworten auf all diese Fragen heraus.

Was Frauen über das Vorspiel wissen sollten

Hier kommt die Wahrheit über die Männer und das Vorspiel – direkt von der Quelle.

Die meisten Männer mögen es, also entspannen Sie sich – und genießen Sie!

Als Erstes möchten wir Ihnen mitteilen, dass Sie sich nicht schuldig fühlen müssen, wenn es ein bisschen länger dauert, bis Sie auf Hochtouren kommen. Der weibliche Körper ist nun einmal so konzipiert. Außerdem haben wir herausgefunden, dass der Großteil der Männer gern ein wenig Zeit opfert, um die Liebste anzuheizen. Sie genießen jede Minute des Vorspiels und wollen gar nicht unbedingt schnurstracks auf die Zielgerade kommen.

»Es ist keine unangenehme Aufgabe für uns – wir tun gern alles, um euch anzutörnen«, meint Nigel (31, Wissenschaftler), und er spricht damit vielen der von uns befragten Männer aus dem Herzen. Also entspannen Sie sich, und genießen Sie jede Sekunde ausgiebig, denn genau das wünscht er sich. »Entspannt euch einfach und genießt«, meint Luke (32, Student). Und zeigen Sie Ihrem Liebsten ganz deutlich, dass Sie großen Spaß haben! »Eine Lass-es-uns-schnell-hinter-uns-bringen-Einstellung vermiest die ganze Stimmung«, erklärt Greg (35, Softwaretechniker).

Man sollte sich auch nicht durch den Gedanken ablenken lassen, dass man alles sofort »zurückgeben« muss, was man erhält. Wie sich nämlich gezeigt hat, geben Männer sehr gerne (und sie geben und geben)! Boris (43, Kreativdirektor) beispielsweise meint, dass eine Frau »nicht immer alles erwidern muss. Es ist schön zu sehen, wie sie sich entspannt zurücklehnt und einem zeigt, wie sehr sie es genießt, ohne dass sie das Gefühl hat, etwas zurückgeben zu müssen.«

Das bedeutet allerdings nicht, dass man sich bei seinem Partner die Aufwärmphase sparen kann. Die von uns Befragten haben Gefallen am Geben *und* Nehmen:

»Auch wir Kerle stehen auf ein gutes Vorspiel. Wir wissen ja alle, wohin es führt, deshalb kann man sich getrost Zeit lassen.« – *Patrick (41, Marketingexperte)*

»Ich hab es auch gern, wenn man mich küsst und überall berührt!« – *Patrick (40, Schriftsteller)*

»Ich wünschte, Frauen wüssten, wie falsch dieses Sitcom-Image von uns Jungs im Grunde ist. Männer finden Vorspiel gut, wenn es auf gegenseitigem Geben und Nehmen basiert.« – *T.J. (42, Musiker)*

»Eine Frau sollte sich nicht scheuen, ein bisschen kreativ zu werden oder die Initiative zu übernehmen. Das Vorspiel macht Spaß!« – *Mike (23, Student)*

»Wir stehen genau wie ihr auf diesen Film, solange wir uns drauf verlassen können, dass es ein Happy End geben wird.« – *Simon (36, Programmierer)*

Zugegeben, es gab tatsächlich ein paar Männer, die der Meinung waren, das Vorspiel würde allgemein überschätzt und Männer bräuchten es nicht unbedingt, aber diese Stimmen waren absolut in der Minderheit.

Machen Sie sich also keine Sorgen, und fühlen Sie sich nicht verpflichtet, gleich mit dem zentralen Akt loszulegen und den Rest zu überspringen. Ob Sie nun schmutziges Bettgeflüster bevorzugen oder lieber jeden Millimeter seines Körpers mit Küssen bedecken, bleibt Ihnen überlassen. Die Chancen, dass er jede Sekunde des Vorspiels genießt, sind jedenfalls hoch. »Lasst euch Zeit«, rät Pete (42, Vertreter).

Das Vorspiel fängt schon vor der ersten Berührung an

Ehe wir das Ganze vertiefen, wollen wir noch einmal einen kurzen Schritt zurückmachen. Was gehört denn eigentlich alles zum Vorspiel? Laut Wörterbuch ist das Vorspiel der »dem eigentlichen Geschlechtsakt vorausgehende, ihn vorbereitende Austausch von Zärtlichkeiten«. Doch kein Wörterbuch der Welt verrät uns, wo, wann und wie dieser Austausch stattzufinden hat. Was wir Ihnen über das Vorspiel aber zumindest sagen können: Es muss nicht zwangsläufig erst dann beginnen, nachdem die Beteiligten die Hüllen fallen gelassen haben. Denn wie Gene (64, Autor) bestätigt: »Es fängt schon viel früher an, als die meisten Frauen denken.«

Scott (29, Student) meint: »Das Vorspiel muss nicht erst im Schlafzimmer anfangen. Ein eng umschlungener Tanz in einem Club, eine unauffällige Berührung im Kino oder ein verführerischer Blick im Restaurant können ebenso wirksam zum Geschlechtsakt führen.«

Wollen wir es mal folgendermaßen ausdrücken: Ein nicht mehr ganz so unschuldiger Flirt bringt einen auf Gedanken, und man malt sich aus, was noch alles an Vergnügungen auf einen warten könnte. »Manchmal brauchen wir es, dass man uns ein Weilchen neckt«, meint Jordan (45, Marketingdirektor). »Ein gutes Vorspiel fängt schon lange vor dem Akt an und steigert die Vorfreude im Laufe eines Abends ins Unermessliche.«

Lassen Sie also nie die Macht der Vorstellung außer Acht. Ein paar wohlüberlegte Worte können beiden Partnern ganz schön einheizen: »Das beste Vorspiel ist es, wenn wir uns gegenseitig schmutzige Dinge ins Ohr flüstern«, verrät uns Bruce (31, Finanzplaner), und Xavier (40, Techniker) erteilt Frauen den Ratschlag, den Angebeteten »mit Blicken zu verführen«.

Brauchen Sie noch mehr Tipps? Dann blättern Sie zurück zum Kapitel »Geheimnisse der Verführung«, S. 19 ff. Dort finden Sie weitere Vorschläge, wie Sie beide in Stimmung kommen. Verfallen Sie aber bitte nicht dem Irrglauben, es wären irgendwelche ausgefallenen Techniken nötig. Manchmal reicht ein inniger, leidenschaftlicher Kuss. Und das bringt uns gleich zu unserem nächsten Punkt.

Ein Kuss ist nicht einfach nur ein Kuss

Auch Folgendes sollten Frauen über das Vorspiel wissen: Lernen Sie, gut zu küssen. »Küssen ist das Wichtigste«, findet William (39, Unternehmensberater). »Man sollte mit sanften, sinnlichen Küssen anfangen und das so lange durchziehen, bis beide so richtig in Fahrt kommen. Ein Kuss sagt alles darüber aus, wie eine bestimmte Person im Bett ist. Es ist äußerst wahrscheinlich, dass jemand, der schlecht küsst, auch im Bett eine Niete ist.«

William war nicht der einzige Mann, der diese Ansicht vertrat. Viele priesen die Macht eines exzellenten Kus-

Er sagt

Ungefähr die Hälfte der Männer, mit denen ich gesprochen habe, gibt zu, dass es schwieriger ist, ein Mädchen zum Küssen als zum Sex zu bewegen. Vielleicht liegt es daran, dass ein Kuss ein so intimer Akt ist.

ses. »Küssen ist das Beste«, meint Joe (59, Unternehmensberater), und er spricht damit vielen Männern aus der Seele.

Sagen Sie ihm, was Sie brauchen

Sie wollen sichergehen, dass das Vorspiel Sie und Ihren Partner perfekt auf den Hauptakt einstimmt? Nun, dann reden Sie mit ihm! Erwarten Sie nicht, dass er Ihre Gedanken liest. »Frauen sollten ihre Wünsche viel mehr äußern«, fordert Sam (52, Musiker), und Richard (35, Lehrer) fügt dem hinzu: »Es ist völlig in Ordnung, einen Mann auf spielerische Art anzuleiten. Wenn er unsicher erscheint, darf man ihm gern sagen, was er tun soll.«

Wahrscheinlich ist das auch nicht viel schwerer, als ihm klarzumachen, dass man noch eine kleine Aufwärmphase braucht. Vergessen Sie nicht: Sein Körper ist anders gebaut als Ihrer! »Wir Männer müssen uns euch zuliebe darüber im Klaren sein, wie wichtig das Vorspiel ist«, meint Claude (34, Musiker). »Vielen Männern ist es nämlich selbst nicht ganz so wichtig. Wir sind schon von Anfang an auf hundertachtzig und für alle Schandtaten bereit.«

Manchmal kann man auch sofort zur Sache kommen

Noch ein wichtiger Hinweis zum Vorspiel: Es kann bisweilen durchaus vertretbar sein, es ganz zu überspringen. Wie wir bereits sagten, es ist absolut nichts falsch daran, sich die Kleider vom Leib zu reißen und sich wild aufeinanderzustürzen. Vielleicht haben Sie und Ihr Partner auch gerade einfach keine Lust oder keine Zeit, sich stundenlang mit unnötigem Vorspiel aufzuhalten. Wie Ben (40, Architekt) meint: »Manchmal ist es schön, das Vorspiel einfach ausfallen zu lassen und direkt zur Sache zu kommen.« (Allerdings möchten wir fast wetten, dass

Er sagt

Wenn ich mich zwischen dem Vorspiel und dem Nachspiel entscheiden müsste, dann würde ich das Vorspiel wählen. Aber denken Sie daran: Auch wenn wir genauso viel Spaß an der Sache haben wie Sie, brauchen wir nicht ganz so lange, bis wir auf Touren kommen.

in Fällen, wo man sich einfach nicht mehr zurückhalten kann und sich sofort und auf der Stelle haben muss, das Vorspiel schon ein Weilchen mental vonstattengegangen sein muss.)

Wie bei allen Aspekten der Sexualität sollte man sich auch hier ein wenig nach Lust und Laune des Partners richten. »Geht auf euren Partner ein«, rät Sam (46, Unternehmensberater). »Manchmal ist ein stundenlanges Vorspiel richtig toll, und ein andermal reichen fünf Minuten.« Konzentrieren Sie sich ganz auf den Augenblick, wie man in der Philosophie des Zen so schön sagt.

Sie sollten ihn wissen lassen, dass für Sie ein Quickie zwischendurch völlig okay ist – oder Sie vielleicht sogar total darauf abfahren. »Normalerweise besagen die Regeln der Gegenseitigkeit, dass wir Vorauskasse leisten und erst

Er sagt

Ob jetzt wohl der passende Augenblick für das Thema »Schäferstündchen am Nachmittag« ist? Wenn Sie es hinbekommen, dann treffen Sie sich mit Ihrem Partner auch mal während der Mittagspause. Hinterher gehen Sie mit einem breiten Grinsen im Gesicht zurück ins Büro!

hinterher selbst in den Genuss kommen«, meint Alex (32, Manager). »Ihr dürft uns ruhig sagen, wenn ihr findet, dass das nicht immer so sein muss.«

Lassen Sie sich Zeit

Was ist, wenn Sie ausnahmsweise alle Zeit der Welt haben, weil Sie sonst nichts vorhaben? Dann denken Sie daran, dass viele Männer ein langes, ausgedehntes Liebesspiel toll finden. »Zieht das Vorspiel ruhig öfter in die Länge«, rät P. B. (51, Personalvermittler).

»Es sollte kein Sprint, eher so was wie ein Marathon (oder wenigstens ein Halbmarathon) sein«, fügt Rob (28, Ingenieur) hinzu. »Das Vorspiel sollte man nicht überstürzen. Es sollte spielerisch sein und Spaß machen und ein Weilchen dauern. Die Vorfreude macht das Ganze erst spannend.«

Ein Mann ist mehr als nur sein Penis

Die von uns befragten Männer wollten den Frauen auch noch Folgendes mitteilen: Auch wenn sie an einer enthusiastischen Geliebten durchaus Gefallen finden, sollte das Feingefühl nicht zu kurz kommen. Also stürzen Sie sich nicht geradewegs auf die südlichen Gefilde Ihres Partners, in der irrigen Annahme, das würde ausreichen (wenn es auch bisweilen durchaus so ist).

»Auch Männer werden gerne berührt«, meint Marcus (47, Geschäftsführer). »Legt Hand an unseren gesamten

Körper, nicht nur im Intimbereich. Macht euch auf die Suche nach unseren erogenen Zonen.«

Wir haben es im vorhergehenden Kapitel bereits erwähnt, wollen es hier aber noch einmal betonen: Ein Mann ist mehr als nur sein Penis. »Direkte Stimulation kommt nicht immer gleich gut«, warnt Robert (39, Anwalt). »Wenn ihr selbst in Stimmung seid, dann grapscht nicht einfach nach unserem Penis, als wäre das ein Knopf zum Ein- und Ausschalten.«

Genau so denkt auch Ted (44, Logistikleiter). »Bitte erwartet um Himmels willen nicht, dass der Penis sofort Habachtstellung einnimmt. Ihr solltet uns vorab schon ein paar Streicheleinheiten gönnen, und zwar am ganzen Körper.«

Ron (29, Doktorand) sagt es noch deutlicher: »Beschäftigt euch nicht ausschließlich mit unserer Rute, denn die kommt später schon noch genug zum Einsatz.« Steve (27, Kellner) formuliert es ganz direkt: »Zu viel Rubbeln kann unter Umständen wehtun!«

Das bedeutet nun wiederum nicht, dass Sie das Glied Ihres Partners völlig außer Acht lassen sollen. »Penisstimulation während des Vorspiels verlängert und intensiviert für alle Beteiligten den Geschlechtsverkehr«, erklärt J.B. (50, Softwareentwickler). »Frauen sollten kein Problem damit haben, den Penis eines Mannes in die Hand zu nehmen, zu streicheln und zu küssen. Sie braucht ihn ja nicht gleich zum Orgasmus zu bringen; aber eine Frau

Er sagt

Das Fazit lautet:
Seien Sie zärtlich – aber nicht *zu* zärtlich!

sollte unbedingt genauso viel Spaß daran haben, ihn anzutörnen, wie umgekehrt auch.«

Wenn Sie sich an sein Allerheiligstes wagen, dann beachten Sie bitte unbedingt folgende Warnung, die uns vonseiten verschiedener Umfrageteilnehmer erreichte: »Wenn ihr unsere Genitalien streichelt, dann benutzt bitte immer ein Gleitmittel oder ein Öl«, empfiehlt Randy (45, Lehrer).

Welche Art von Vorspiel törnt Männer am meisten an?

Sie haben es inzwischen wahrscheinlich längst verstanden: Männer stehen auf ein gutes Vorspiel. Aber wie soll das aussehen? Die Antworten, die uns die Männer in unserer Umfrage lieferten, waren so unterschiedlich wie die Befragten selbst. Dennoch kristallisierten sich am Ende ein paar allgemeine Kategorien heraus.

Männer mögen mentales Vorspiel

Wahrscheinlich ist Ihnen schon einmal zu Ohren gekommen, dass sich Sex zu 99 Prozent im Kopf abspielt. Das bezeichnet man als mentales Vorspiel. Lange bevor Sie sich mit Ihrem Liebsten ins Schlafzimmer begeben, regen Sie seine Fantasie an. Was sind das also für sexy Gedankenspielchen, die Männer auf Touren bringen?

»Wenn sie im Gespräch allerlei schmutzige Anspielungen macht.« – *Oliver (42, Erzieher)*

»Wenn eine Frau mir gesteht, dass sie gerne die Führung übernehmen würde.« – *Bruce (31, Finanzplaner)*

»Schmutziges Bettgeflüster.« – *Robert (39, Anwalt)*

»Wenn sie mir ins Ohr flüstert, wie feucht sie ist.« – *Morgan (27, Finanzberater)*

»Wenn wir uns zusammen einen Porno ansehen.« – *Pete (42, Vertreter)*

»Wenn eine Frau kein Blatt vor den Mund nimmt und ehrlich ist.« – *Jack (52, Grafikdesigner)*

»Wenn sie mich direkt zu ihren harten Knospen lenkt.« – *George (48, Marketingberater)*

»Wenn wir uns gegenseitig stundenlang in aller Öffentlichkeit necken.« – *Jordan (45, Marketingdirektor)*

»Ein Vorspiel, das anfängt, lange bevor man zusammen im Bett landet – zum Beispiel, wenn man sich im Auto auf dem Weg nach Hause anfasst und heiße Dinge zuflüstert.« – *Bob (28, Ingenieur)*

Manchmal ist ein mentales Vorspiel auch eher visueller statt verbaler Natur. »Beim Vorspiel törnt es mich am meisten an, wenn eine Frau sich gut in Szene setzt, wenn sie geht, tanzt, sich bewegt und mir verführerische Blicke zuwirft«, meint Serge (27, Student).

Er sagt

Fragen Sie Ihren Partner, wann ihm bei Ihrem Anblick das letzte Mal so richtig heiß geworden ist. Die Antwort könnte Sie überraschen. Vielleicht war es auf der letzten Party, bei der Sie ein nur schlichtes weißes T-Shirt und Jeans trugen. Oder als er Ihre Beine unter einem kurzen Rock sah. Merken Sie sich seine Antwort gut, und probieren Sie es bei nächster Gelegenheit noch einmal aus. Mal sehen, ob er wieder ins Schwitzen gerät.

Küssen Sie ihn (oft)

Auch auf die Gefahr hin, dass wir uns wiederholen: Lernen Sie zu küssen wie ein Profi, dann haben Sie garantiert kein Problem mehr mit dem Vorspiel. Männer lieben es, zu küssen und geküsst zu werden, und das nicht nur auf die Lippen. Auf die Frage, welche Art von Vorspiel sie am meisten antörnt, führten die meisten »leidenschaftliche Küsse« und »langsame, zärtliche Küsse über den ganzen Körper verteilt« an.

»Es gibt nichts Schöneres, als die Frau, die ich liebe, leidenschaftlich zu küssen, während wir uns heftig umarmen und meine Hand langsam nach unten wandert zu der Stelle, wo Beine und Po aufeinandertreffen«, sagt J. B. (50, Softwareentwickler). Ben (40, Architekt) sagt: »Ich mag es, wenn beim Vorspiel viel geküsst und gestreichelt wird, während ich meine Partnerin langsam Stück für Stück entkleide und jeden Zentimeter ihres Körpers mit Küssen bedecke. Ich will, dass sie so scharf wird, dass sie mich irgendwann anfleht, es ihr zu besorgen!«

Ein schlechter oder »zu nasser« Kuss hingegen kann das Aus bedeuten, wie uns unter anderem Allen (35, Filmproduzent) wissen ließ. Lernen Sie, wie man die Lippen spitzt!

Berührungen gehen ihm unter die Haut

Er hat einen Mund, er hat einen Penis – aber dazwischen und rundherum gibt es für Ihre Lippen noch viele andere Schätze zu entdecken. Stellen Sie sich vor, sein gesamter Körper wäre eine einzige erogene Zone. Schließlich ist die Haut nicht umsonst das größte menschliche Organ. Unsere Umfrageteilnehmer verrieten uns, was sie in Sachen körperlicher Nahkampf so richtig in Fahrt bringt:

»Eine gekonnte Ganzkörpermassage.« – *Scott (29, Student)*

»Wenn sie mir in die Brustwarzen beißt.« – *Malcolm (34, Manager)*

»Wenn sie mich mit kurzen Unterbrechungen streichelt. Mal fester, mal sanfter, je nach Stimmung. Das steigert bei mir die Vorfreude gewaltig.« – *Sam (46, Unternehmensberater)*

»Wenn sie spielerisch mit den Hüften kreist.« – *Xavier (40, Techniker)*

»Heftiges Fummeln und Stöhnen.« – *Walt (27, Marketingmanager)*

»Langsame, zärtliche Berührungen. Entweder mit den Lippen an der Brust oder mit der Hand am Oberschenkel – sogar im angezogenen Zustand funktioniert das prima.« – *Simon (36, Programmierer)*

»Wenn wir uns gegenseitig überall berühren und uns streicheln und liebkosen. Besonders gern hab ich es im Nacken! Ich mag es, auf sanfte Weise gequält zu werden, und sie darf mir dabei gern deutlich machen (verbal oder auch anders), dass die ultimative Erfüllung nicht mehr fern ist.« – *Ted (44, Logistikleiter)*

»Ganz sanfte, langsame Streicheleinheiten.« – *George (50, Anwalt)*

»Wenn sie mich – ganz gleich wo – berührt und dabei anlächelt.« – *Alex (32, Manager)*

»Wenn sie an meinen Ohrläppchen oder Brustwarzen saugt, mir durchs Haar streift, meinen Hintern packt oder, noch besser, die Innenseiten meiner Schenkel streichelt.« Chris (34, Softwareentwickler)

»Ich liebe es zu kuscheln, sich Zärtlichkeiten ins Ohr zu flüstern und mit den Händen den Körper des anderen zu erkunden.« – *J. B. (50, Softwareentwickler)*

Achten Sie darauf, dass Ihre Berührungen nicht nur zärtlich, sondern auch sexy und erotisch sind. Es sollte selbstverständlich nicht wehtun (es sei denn, Sie beide stehen drauf). »Wenn man mich heftig zwickt oder an Stellen anfasst, die eigentlich tabu sind, bringt mich das völlig

> **Er sagt**
>
> Versuchen Sie mal Folgendes: Gleiten Sie sanft mit dem Finger über seinen Nacken, oder streifen Sie mit der Hand über seinen unteren Rücken, und beobachten Sie, wie er darauf reagiert. Denn diese zwei Punkte sind die meist unterschätzten erogenen Zonen des Mannes.

raus«, meint Jordan (45, Marketingdirektor). »Und wenn ich erst mal unkonzentriert bin, dann ist bei mir auch schnell das Interesse weg.«

Für Männer ist Vorspiel oft gleichbedeutend mit Oralsex

Manche Männer denken gleich an Oralsex – im Sinne eines gegenseitigen Gebens und Nehmens –, wenn sie das Wort Vorspiel hören. (Mindestens einer der Autoren dieses Buches möchte Sie daran erinnern, dass das Vorspiel mit Sicherheit mehr ist als Oralsex. Denn der Oralverkehr kann ganz für sich allein stehen und das eigentliche Ziel sein, insbesondere, wenn er im Orgasmus des derart Beglückten gipfelt!) Lesen Sie selbst, wie einige Männer geantwortet haben auf die Frage, welche Art des Vorspiels sie so richtig in Wallung bringt:

»69. So einfach ist das, es gibt für mich nichts Erotischeres als diese Stellung.« – *William (39, Unternehmensberater)*

»Wenn ich sie oral stimuliere – sofern sie es auch genießt, versteht sich. Macht mich mindestens genauso scharf, wie wenn sie es bei mir tut.« – *T.J. (42, Musiker)*

»Wenn ich sie oral beglücke.« – *Robb (59, Wissenschaftler)*

»Die Zunge – überall.« – *P.B. (51, Personalvermittler)*

»Sie mit der Zunge zu befriedigen!!!« – *Ned (48, Anwalt im Ruhestand)*

»Ein guter Blowjob.« – *Greg (35, Softwaretechniker)*

»Orale Spielchen.« – *Allen (35, Filmproduzent)*

Im Kapitel »Oralsex« (S. 99 ff.) werden wir uns noch eingehender mit Zungen- und Lippenbekenntnissen beschäftigen. Behalten Sie aber im Hinterkopf, dass viele Männer die orale Stimulation als großartiges Präludium zum Hauptakt betrachten.

Manche Männer sind nicht wählerisch

Es gibt selbstverständlich auch Männer, die haben keine besonderen Präferenzen, wenn es ums Vorspiel geht. Sie sind nicht auf eine bestimmte Technik fixiert (außer vielleicht »alles Genannte«). Diese Sorte Mann antwortete auf unsere Frage, was sie beim Vorspiel am liebsten haben, folgendermaßen:

»Mir gefällt alles.« – *Brian (37, Unternehmer)*

»Ist schwer, sich da auf irgendwas Bestimmtes festzulegen. Ich schätze, die Abwechslung macht's.« – *Mike (23, Student)*

»Einen Porno ansehen. Lange Streicheleinheiten. Wenn sie für mich tanzt. Küsse.« – *Rob (45, Unternehmensberater)*

»Ich liebe es, eine Frau zu beglücken, das macht mich total scharf.« – *Pete (51, Künstler)*

»Hände auf meinem Körper, die mich durch die Klamotten hindurch streicheln, Lippen, die mich im Genitalbereich küssen, oder wenn man mir schmutzige Dinge ins Ohr sagt.« – *Marcus (47, Geschäftsführer)*

»Wenn ich ihr die Kleider ausziehen darf und ein wenig zärtlich mit ihr ringe.« – *Boris (43, Kreativdirektor)*

»Alles, was sie zum Stöhnen bringt oder sie in Ekstase versetzt.« – *Richard (35, Lehrer)*

Er sagt

Ja, uns macht alles an. Darum überstürzen wir es dann oft, obwohl uns vollkommen klar ist, dass das falsch ist. Aber in dem Drang, endlich zur Sache zu kommen, verlieren wir einfach hin und wieder die Geduld.

Eigentlich kann jede Form von anstrengender körperlicher Betätigung als Vorspiel zum Sex gesehen werden. Ein Mann gab sogar Fechten als sein liebstes Vorspiel an. »Das törnt uns beide unheimlich an, wie im Grunde jede Art von spielerischem Herumtollen und Ringen, das von heißen Küssen gekrönt wird«, meint Patrick (40, Schriftsteller). Irgendjemand Lust auf eine Runde Rugby?

Was Sie sich beim Vorspiel verkneifen sollten

Wenn Sie Ihren Partner in Stimmung bringen wollen, dann sollten Sie sich die folgenden Ratschläge unserer Umfrageteilnehmer zu Herzen nehmen.

Legen Sie Ihre Launen ab

Denken Sie vielleicht, Männer stehen auf unnahbare, arrogante Frauen? Keineswegs. Schlechte Laune oder eine ablehnende Haltung führen garantiert dazu, dass bei ihm die Triebwerke versagen, ganz gleich, wie heiß Sie in Ihrem ultraknappen Outfit aussehen.

»In einem gewissen Rahmen gibt es eigentlich nichts, was mich abtörnen würde«, meint Simon (36, Programmierer). »Aber eine abweisende Haltung kann der Killer sein – wenn eine Frau zum Beispiel launisch ist oder sich aufregt (wenn auch nicht unbedingt über mich) oder wenn sie einfach nicht in Stimmung ist.«

Auf der Liste der größten Abtörner steht auch schlechtes Benehmen anderen gegenüber ziemlich weit oben. »Ich hasse es, wenn Frauen unhöflich oder zickig sind, in der Hoffnung, dass man ihnen deswegen mehr Aufmerksamkeit schenkt«, erklärt Brian (29, Filmemacher). Bleiben Sie also auch dem Kellner gegenüber immer höflich!

Weitere Liebestöter:

»Wenn sie auf mein erotisches Geplänkel nicht einzugehen weiß.« – *William (39, Unternehmensberater)*

»Wenn sie mich anschweigt.« – *Kelly (27, Doktorand)*

»Wenn sie immer wieder ihr Make-up auffrischt. Das finde ich extrem nervtötend. Oder wenn sie Spielchen spielt, zum Beispiel abwechselnd freundlich und dann wieder total abweisend ist, oder wenn sie plötzlich wegen irgendwas einschnappt, statt einfach rechtzeitig zu sagen: ›Nein, das will ich nicht‹.« – *Nigel (31, Wissenschaftler)*

»Gelangweilt tun, selbst wenn das nur vorgetäuscht ist.« – *Gene (64, Autor)*

»Wenn eine Frau raucht oder ständig auf ihr Handy schaut.« – *Ted (44, Logistikleiter)*

»Wenn man sich andauernd streitet oder anderer Meinung ist.« – *Dave (41, leitender Angestellter)*

»Eine negative Grundhaltung, wenn eine Frau zum Beispiel zickig ist oder viel zu hohe Ansprüche stellt.« – *George (50, Anwalt)*

Er sagt

Männer gucken sich gern die Victoria's-Secret-Unterwä-schemodels an, aber die wenigsten von uns würden mit ihnen ausgehen wollen. Denken Sie an den uralten Witz: Auf jedes Model da draußen kommt mindestens ein Typ, der keine Lust mehr hat, sich ihre Launen gefallen zu lassen. Also: Nichts ist heißer als die richtige Einstellung. Deshalb spielen Sie nicht die unnahbare Hexe, sondern zeigen Sie Ihr wahres Gesicht. Ich verspreche Ihnen, Sie werden es nicht bereuen.

Selbst wenn wir hier etwas aussprechen, was sowieso allgemein bekannt ist: Eine positive Grundhaltung ist sehr wichtig, wenn man mit einem Mann im Schlafzimmer gelandet ist. Kein Mensch hat Spaß an einem Partner, der sich gelangweilt gibt. »Ich mag es nicht, wenn man mich im Bett hetzt oder wenn ich das Gefühl habe, dass sie Sex als eine leidige Verpflichtung betrachtet«, meint Robert (39, Anwalt). Philip (45, Unternehmensberater) sagt ergänzend: »Es törnt mich über die Maßen ab, wenn sie kein Interesse zeigt.«

Achten Sie auf ausreichende Körperhygiene

Einige Männer nannten mangelnde körperliche Hygiene als größten Abtörner. Zwar stehen Männer auf das natürliche Parfum einer Frau, aber damit ist ein sauberer »Ich dusche regelmäßig«-Duft gemeint und keiner, der schreit: »Ich habe soeben drei Wochen Wandern in der Wildnis hinter mir.« Patrick (41, Marketingprofi) hat uns Folgendes erklärt: »Ich liebe es, eine Frau oral zu befriedigen. Aber wenn sie, kurz bevor wir ins Schlafzimmer gehen, erzählt, dass sie keine Zeit hatte zu duschen, dann kann mich das durchaus abtörnen.«

Er sagt

Bei diesem Thema scheiden sich die Geister: Einige von uns Männern lieben den Moschusduft der Frauen, anderen ist er ein bisschen zu viel. Wahrscheinlich geht es Frauen mit uns nicht anders. Darum mein Rat: Am besten offen mit dem Partner darüber reden.

Das heißt nicht, dass man wie die Parfumabteilung einer Drogerie riechen muss. Einer der Befragten hat sich sogar beschwert über Frauen, die sich mit »allem Möglichen einsprühen – mit schweren Parfums, Haarspray, zu viel Make-up, zu vielen chemischen/blumigen/künstlichen

Düften« (und folglich auch Gefühlen). Vielleicht wäre es aber trotzdem ratsam, auf knoblauchhaltige Gerichte zu verzichten. Wenn Sie das nicht verhindern können, dann putzen Sie sich danach gründlich die Zähne – einige Männer nannten schlechten Atem nämlich als ganz entschiedenen Abtörner. Falls Sie rauchen, überlegen Sie sich, ob Sie sich dieses Laster nicht lieber abgewöhnen wollen, denn viele Männer finden es nicht schön, einen wandelnden Aschenbecher zu küssen.

Einige der Befragten haben zudem etwas gegen »Toilettengespräche«, also sollten Sie sich eine Erwähnung Ihrer Blase oder Ihrer Verdauungsorgane für später aufheben, wenn Sie sich etwas besser kennengelernt haben. (Gegenargument: Cynthia hat erst in dem Moment festgestellt, dass sie Nima wirklich richtig gernhat, als man ihn wegen eines Darmverschlusses in die Notaufnahme brachte. Doch wenn man sich am Krankenbett des Liebsten bei einem Gespräch über seinen Verdauungstrakt näherkommt, ist das etwas anderes, als beim ersten Date zu erzählen, dass man sich gerade mächtig erleichtert hat.)

Seien Sie zurückhaltend ...
Jetzt wird es möglicherweise ein bisschen verwirrend. Ja, Männer mögen es, wenn eine Frau die Initiative ergreift. Aber was ihnen ganz und gar nicht gefällt, ist eine Frau, die sich wie ein betrunkener Seemann beim Landgang

nach sechs Monaten auf hoher See auf sie stürzt. Einige der Befragten gaben an, dass sie bei allzu aggressivem Anmachverhalten – ein »zu offenes und zu geschmackloses« Heranmachen – gern die Fersen in die Hand nehmen. »Eine Frau, die zu forsch rangeht, törnt mich eher ab, und erst recht, wenn sie betrunken ist«, sagt Scott (29, Student).

»Wenn sie mir beispielsweise in den Schritt fasst oder mir die Zunge in den Hals rammt, dann passiert bei mir gar nichts«, bestätigt auch Marcus (47, Geschäftsführer). Pete (51, Künstler) meint zu diesem Thema: »Ich mag Frauen, die ein gesundes, offenes Verhältnis zu ihrer Sexualität haben, aber ein zu freizügiger Charakter törnt mich eher ab.«

Wenn Sie jetzt den Eindruck haben, dass der Grat zwischen »leidenschaftlich« und »aggressiv« ziemlich schmal ist, nun, dann mögen Sie recht haben. Deshalb sollten Sie am besten auf die Körpersprache Ihres Liebsten achten und beobachten, wie er reagiert.

… aber nicht *zu* zurückhaltend

Die Männer, die sich an unserer Umfrage beteiligten, wünschten sich im Grunde durch die Bank eine Partnerin, die offen, begeisterungsfähig und kreativ ist und sich in ihrem Körper wohlfühlt. Mangelndes Selbstbewusstsein und zu viel Schamhaftigkeit seien für die Libido des Mannes der Tod, gaben sie an. »Es macht echt die Stimmung kaputt, wenn eine Frau sich *beim* Sex ihre Klamotten wieder anzieht, weil sie sich zu sehr schämt oder was auch immer«, beschwert sich Mike (23, Student).

»Sex sollte etwas Impulsives, Hemmungsloses haben«, erklärt Boris (43, Kreativdirektor). »Wenn eine Frau zu ordentlich ist, sich zu viele Gedanken über ihr Aussehen macht oder ein Problem damit hat, sich auszuziehen, oder wenn sie gleich hinterher das Bett machen will, nehme ich Reißaus.«

»Mich törnt es ab, wenn eine Frau sich nur bei Sex im Schlafzimmer wohlfühlt«, sagt Ben (40, Architekt). »Warum kann es nicht auch mal auf dem Sofa, dem Küchentisch, unter der Dusche oder irgendwo draußen im Freien passieren, wo man jederzeit erwischt werden könnte?«

Vermeiden Sie Themen, die vom eigentlichen Ziel ablenken

Bei einer guten Liebhaberin kommt es nicht allein darauf an, was sie mit ihrem Mund macht – manchmal ist auch entscheidend, was aus ihm herauskommt, fanden jedenfalls die von uns befragten Männer. Zunächst einmal sollte eine Frau möglichst auf Beschwerden oder negative Bemerkungen verzichten. »Ich hasse es, wenn eine Frau sich ständig über ihren Job oder ihre aktuelle Lebenssituation oder anderes beklagt, was ja alles nichts mit Verführung/ Liebe/Sex zu tun hat«, gibt T.J. (42, Musiker) an.

Er sagt

Erwähnen Sie bloß nie einen Exfreund. Jeder Vergleich und jegliche Bemerkung über Exfreunde sind beim Sex strikt verboten, ebenso wie die folgenden Themen: Kinder, Hausarbeit (um die wir uns eigentlich hätten kümmern sollen, es aber nicht getan haben), warum seine Mutter Sie Ihrer Meinung nach hasst, warum Sie den neuen Freund Ihrer besten Freundin nicht ausstehen können und Ähnliches.

Gespräche über etwas »Stressiges« oder über ein Thema, bei dem man sich »uneins« ist, können ebenfalls zum Stimmungstöter werden, sagt neben anderen auch Alex (32, Manager). Mit anderen Worten: Ganz gleich welche Lobreden auf den viel gepriesenen Versöhnungssex Ihnen zu Ohren gekommen sein mögen, vergessen Sie das besser gleich wieder. Denn einige Männer gaben tatsächlich an, dass Konfliktsituationen bei ihnen das Feuer der Leidenschaft ganz schnell verlöschen lassen.

Betrachten Sie bitte auch selbstironische oder selbstkritische Bemerkungen als ein absolutes No-go, wenn Sie die romantische Stimmung nicht ruinieren wollen. »Das ist ganz und gar nicht der richtige Zeitpunkt, uns zu gestehen, dass ihr schüchtern seid oder euch für zu fett haltet oder euch hässlich findet«, rät Patrick (40, Schriftsteller).

Auch um die folgenden Themen sollten Sie besser einen großen Bogen machen:

»Wenn sie darüber spricht, was morgen so ansteht.« – *Ted (27, Produktionsassistent)*

»Kitschiges Geschwafel.« – *Morgan (27, Finanzberater)*

»Wenn sie mir von ihren sexuellen Erfahrungen mit anderen erzählt.« – *Rob (45, Unternehmensberater)*

»Wenn sie sich leicht ablenken lässt oder zwischendurch das Geschirr spülen muss.« – *Joe (59, Unternehmensberater)*

»Wenn sie beim ersten Date schon üble Schimpfwörter gebraucht.« – *Serge (27, Student)*

»Wenn sie schmutzige Dinge sagt. Es sei denn, sie tut dies spontan kurz vor dem Orgasmus. Ansonsten kommt mir das immer irgendwie gekünstelt vor.« – *Ned (48, Anwalt im Ruhestand)*

Alles ist erlaubt

Schließlich gibt es aber auch noch die Männer, mit denen man wirklich alles machen kann. »Wenn ich scharf bin, dann bringt mich nichts, aber wirklich gar nichts davon ab!«, meint Paul (29, Doktorand). Womöglich gehören Jungs wie er einer Minderheit an, aber irgendwo da draußen gibt es sie.

Die Kunst des Küssens

Wenn Sie aus diesem Kapitel bisher irgendwas gelernt haben, dann hoffentlich, dass gute Küsserinnen beim Vorspiel gewinnen. Aber was für eine Art Kuss macht einen Mann so richtig scharf? Unsere Umfrageergebnisse lassen vermuten, dass, wenn es ums Küssen geht, tatsächlich Abwechslung des Lebens Würze ist: Fast die Hälfte der Befragten gab an, dass sie im Grunde jede Art von Kuss anmache, der innige und leidenschaftliche ebenso wie der sanfte, zärtliche.

Einige Männer beschrieben ihre bevorzugten Kusstechniken sogar etwas genauer. »Ich mag selbstbewusste Küsse, die nicht zu feucht sind, mit ein wenig Zunge und leichtem Druck«, erklärt Andy (45, Elektriker), und Boris (43, Kreativdirektor) rät: »Man sollte mit kurz und zärtlich anfangen und sich dann langsam die ganze Palette vorarbeiten.« Jordan (45, Marketingdirektor) mag gern

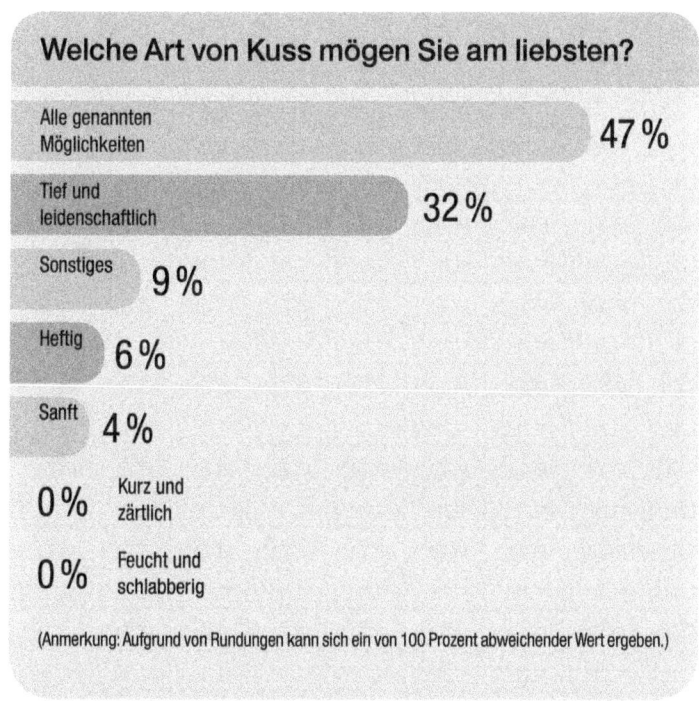

Welche Art von Kuss mögen Sie am liebsten?

Alle genannten Möglichkeiten	**47 %**
Tief und leidenschaftlich	**32 %**
Sonstiges	**9 %**
Heftig	**6 %**
Sanft	**4 %**
0 %	Kurz und zärtlich
0 %	Feucht und schlabberig

(Anmerkung: Aufgrund von Rundungen kann sich ein von 100 Prozent abweichender Wert ergeben.)

»leichte, neckische Küsse, die dann tiefer und drängender werden«.

Einige Männer betrachten das Küssen als eine Art Mannschaftssport. »Welche Art von Kuss ich gerne mag? Nun, die Art, bei der sie total scharf wird«, meint Dave (41, leitender Angestellter). Dazu können wir nur Ja und Amen sagen!

Seine erogenen Zonen

Auf welche Körperregion sollte man sich nun beim Vorspiel konzentrieren, solange er noch angezogen ist (zumindest zum größten Teil)? Die von uns Befragten gaben den Mund und den Nacken (ganz besonders hinten im Genick) als ihre empfindlichsten erogenen Zonen neben dem Intimbereich an. Ob das wohl etwas mit ihrer Vorliebe für das Küssen zu tun hat? Wir gehen in der Tat davon aus. Gefolgt wurden diese Bereiche von den Schenkelinnenseiten und den Ohren.

Oh, und wenn Sie denken, nur weibliche Brüste wären Hotspots, dann sollten Sie wissen, dass einige Männer angaben, dass auch Frauen sich viel öfter ihren Brustwarzen widmen sollten! Aber Achtung: Sprechen Sie vorab mit Ihrem Partner, bevor Sie an seinen Nippeln herumfummeln, denn nicht jeder Mann steht darauf. Ned (48, Anwalt im Ruhestand) beispielsweise sagt: »Ich kann mich nicht mehr erinnern, wo ich das gehört habe, aber irgendjemand hat mal behauptet: ›Wenn eine Frau an meinen Brustwarzen leckt, gibt mir das gar nichts. Sie könnte genauso gut auch an meiner Brieftasche lecken.‹ Mir geht es genauso. Für mich ist die empfindlichste erogene Zone das Gehirn.«

Wenn die Hüllen dann endgültig fallen und man sich auch mit seinen südlichen Regionen beschäftigt, sollte

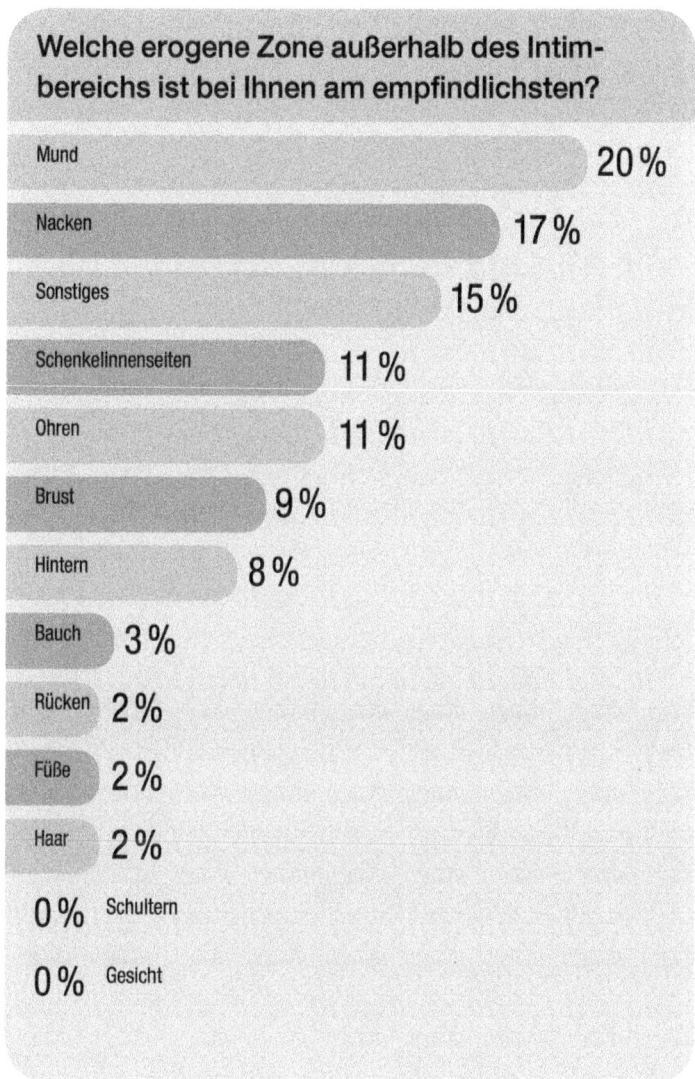

Welche erogene Zone außerhalb des Intimbereichs ist bei Ihnen am empfindlichsten?

Mund	**20 %**
Nacken	**17 %**
Sonstiges	**15 %**
Schenkelinnenseiten	**11 %**
Ohren	**11 %**
Brust	**9 %**
Hintern	**8 %**
Bauch	**3 %**
Rücken	**2 %**
Füße	**2 %**
Haar	**2 %**
0 %	Schultern
0 %	Gesicht

man auf keinen Fall die Kronjuwelen vernachlässigen. »Meine empfindlichste erogene Zone ist definitiv mein Hodensack! Er wird total verkannt!«, meint Claude (34, Musiker).

Was möchte er sehen, wenn Sie das Höschen runterlassen?

Zugegeben, der folgende Punkt hat nicht unbedingt etwas mit dem Vorspiel zu tun – zumindest nicht direkt und ausschließlich –, aber die Intimfrisur ist heutzutage nun einmal ein brandheißes Thema. Auch die Frauen in unserem Bekanntenkreis reden gern miteinander darüber, deswegen kamen wir nicht umhin, die Männer zu befragen, was sie gern sehen, wenn sie eine Frau ausziehen. Tja, Ladys, es tut mir leid, aber Sie sollten sich nun endgültig mit dem Gedanken an ein Waxing anfreunden, denn 50 Prozent gaben an, dass sie entweder einen Landing Strip (Irokesen) oder Brazilian Style (auch Hollywood genannt, dabei kommt alles weg) am besten finden. Genauso viele Männer aber mögen es, wenn nur die Bikinizone (Bikini Lines im Fachjargon) enthaart ist und der Rest stehen bleibt. Solange eine Frau im Intimbereich gepflegt aussieht, scheint es also einerlei, wie viel man von der Behaarung entfernt.

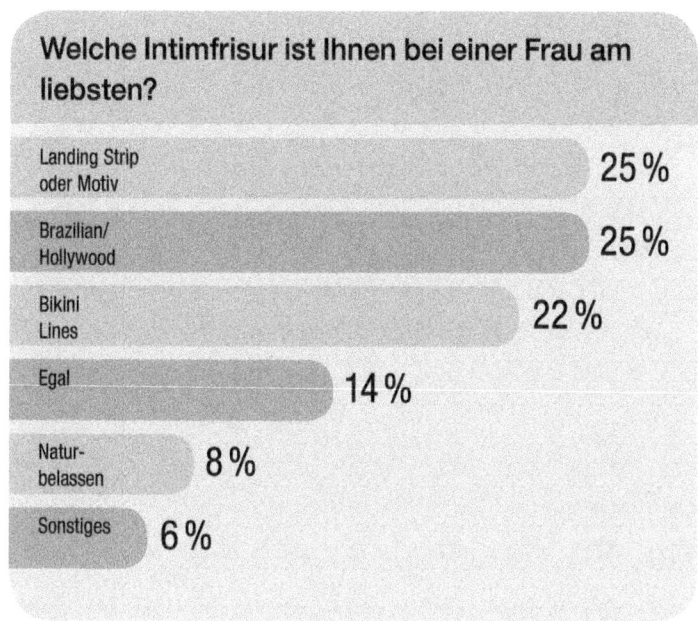

Welche Intimfrisur ist Ihnen bei einer Frau am liebsten?

Landing Strip oder Motiv	25 %
Brazilian/ Hollywood	25 %
Bikini Lines	22 %
Egal	14 %
Natur-belassen	8 %
Sonstiges	6 %

Machen Sie sich keine Sorgen, dass Sie sich jetzt für eine Variante entscheiden und dann für immer dabei bleiben müssen. »Ich wünsche mir eigentlich, dass ich immer wieder überrascht werde«, meint Oliver (42, Erzieher).

»Überraschungen sind toll«, stimmt ihm auch Dan (38, Immobilienmakler) zu. »Ich mag alles Genannte, nur zu verschiedenen Zeitpunkten.«

Er sagt

Mit Wachsbehandlungen und Rasuren lässt sich immer wieder schön experimentieren (auch wenn es meist eine juckende Angelegenheit ist). Versuchen Sie es einmal mit der brasilianischen Variante, und wenn es Ihrem Partner gefällt, dann fragen Sie vorsichtig an, ob er es ebenfalls tun würde. Wäre doch nur fair. Na, steht hier jemand auf haarlose Hoden?

Das Vorspiel: Jeder kann es

Während wir uns die Antworten auf unsere Fragen ansahen, ist uns eines klar geworden: Wie bei allem, was man mit dem Partner gemeinsam macht – ob ein spannendes Tennismatch oder eine wilde Fummelei auf dem Wohnzimmersofa –, kommt es auch beim Vorspiel nur auf eines an: Die Männer wünschen sich, dass ihre Partnerin Begeisterung zeigt, aber auch einfühlsam ist, dass sie ebenso gerne gibt, wie sie nimmt. Also lassen Sie sich Zeit, und genießen Sie das Spiel bis zum eigentlichen Höhepunkt ausgiebig!

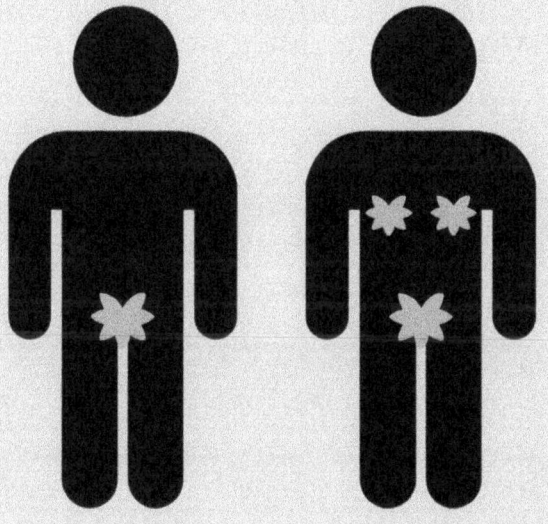

> *»Es gibt keinen übleren Stimmungstöter als einen schlechten (soll heißen: unmotivierten) Blowjob.«*
>
> Ben (40, Architekt)

E s ist keine Überraschung: Männer stehen auf Oralsex – sowohl wenn sie selbst verwöhnt werden als auch wenn sie eine Frau damit verwöhnen. »Manchmal ist Oralverkehr mir sogar lieber als normaler Sex«, gibt Alex (32, Manager) zu. In unserer Umfrage hat tatsächlich nur ein einziger Mann angegeben, dass er Oralsex nicht besonders mag (und wir würden wirklich zu gerne wissen, aus welchem Grund). Doch der Rest meinte, es könne ihnen »gar nicht oft genug passieren«, wie Rick (27, Student) es ausdrückt. Was also sollten die Frauen nach Ansicht der Männer in puncto Oralsex alles wissen?

Was Frauen über Oralsex wissen sollten

Den meisten Frauen ist bekannt, wie wichtig den Männern Oralsex ist. Das kann entweder zu Unsicherheit führen – ob ich das wohl richtig mache? –, oder man misst dem zu viel Bedeutung bei, nach dem Motto: Solange ich ihm einen blase, kann ich tun und lassen, was ich will. Lesen Sie weiter, wir verraten Ihnen die ganze Wahrheit.

Männer lieben Blowjobs

Und jetzt noch einmal mit Gefühl: Männer haben viel Freude daran, wenn ihre Partnerinnen an ihnen Fellatio ausüben – oder, um es noch einmal umgangssprachlich auszudrücken: Sie kriegen gern einen geblasen, sehr, sehr gern sogar. Wenn Sie Ihren Partner also damit beglücken möchten, dann besteht kaum Gefahr, dass er Sie davon abhält. »Wir lieben Blowjobs, immer und überall«, meint Bob (28, Ingenieur).

Arbeiten Sie an Ihrer Technik

Wenn Sie Ihrem Partner beim oralen Verkehr ein bisschen Abwechslung bieten können, kann Sie das weit bringen. Aber auch ein mittelmäßiger Blowjob ist in Ordnung. Jeder Mann ist anders, Sie erinnern sich? Was Ihrem Freund an der Highschool gefallen hat (also alles), muss einem Mann Mitte 40 nicht zwangsläufig ebenfalls zusagen.

»Eine Frau sollte in Erfahrung bringen, was ihrem Partner gefällt, und ihm nicht einfach ihr ganzes Repertoire vorführen«, erklärt Marcus (47, Geschäftsführer). »Die Technik muss individuell angepasst werden, damit der Mann reagiert (und letztlich auch kommt).«

Gibt es also so etwas wie die beste Technik? Den Antworten der Umfrageteilnehmer nach liegt das Geheimnis wieder einmal in der Abwechslung. »Es gibt mehr als nur eine Bewegung beim Schwanzlutschen«, sagt Malcolm (34, Manager). »Ein guter Blowjob ist mehr als reines Schwertschlucken«, bestätigt auch Jordan (45, Marketingdirektor). »Die Abwechslung macht's.« Dem stimmt Boris (43, Kreativdirektor) zu: »Abwechslung und Kreativität sind das A und O – es gibt nicht nur eine Technik, die funktioniert. Deshalb sollte eine Frau ihre Bewegungen und ihre Position immer wieder ändern.«

Wenn Sie Ihren Liebsten also in den siebten Himmel der oralen Liebe schicken wollen, dann variieren Sie Rhythmus, Geschwindigkeit und Druck. Dazu meint Joe (59, Unternehmensberater): »Oralsex ist am erotischsten, wenn die Partnerin unterschiedlich festen Druck ausübt und abwechselnd saugt und sich bewegt.« Worauf die Männer allerdings überhaupt nicht stehen, ist ein ungleichförmiger Rhythmus – das bedeutet, wenn man erst schneller wird und dann wieder aufhört (tja, irgendwann wird man eben müde), gerade in dem Moment, wo er kurz vor dem Höhepunkt steht.

Eine Sache sollten Sie sich gut merken: Seien Sie nicht schüchtern, und nehmen Sie seinen Penis ruhig komplett in den Mund, und dann sollten Sie sich »nicht nur auf die Spitze konzentrieren, sondern auch auf den Schaft«, so Ralph (34, Projektmanager). Oliver (42, Erzieher) sagt ganz unverblümt: »Ein Blowjob ist keine Handarbeit, bei der man noch die Penisspitze in den Mund nimmt.« Auch wenn zusätzliche Aktivitäten wie Lecken und Küssen des Penis toll sind, »sollte eine Frau vor allen Dingen saugen«, rät David (43, Systemadministrator).

Das bedeutet aber auch wieder nicht, dass Sie sich ausschließlich auf den Schaft konzentrieren müssen. Einige Männer wünschen sich, dass die Frau sich wirklich mit dem gesamten Intimbereich beschäftigt. So sagt beispielsweise Ned (48, Anwalt in Ruhestand): »Es geht nicht allein darum, mit dem Mund die Penisspitze und den oberen Schaft zu bearbeiten. Vielmehr sollte der Blowjob eine Mischung sein, wobei der Penis von der Basis bis zur Spitze mit den Lippen, den Händen und den Zähnen (das aber bitte nur ganz leicht, besten Dank) stimuliert werden sollte. Und dabei darf ruhig viel Speichel zum Einsatz kommen.« Brian (29, Filmemacher) fügt noch hinzu: »Es geht nicht allein darum, am Schaft zu saugen. Es gibt noch so viele andere Dinge, die man dort unten machen kann.«

Er sagt

Leihen Sie sich einen Pornofilm aus, und sehen Sie ihn sich gemeinsam mit Ihrem Partner an. Fragen Sie ihn direkt, wie er es am liebsten mag, und dann probieren Sie es an ihm aus. Irgendwann haben Sie dann bei ihm den Dreh raus und blasen ihn in den siebten Himmel, versprochen.

Zeigen Sie ihm, dass Sie es genießen

Falls Sie befürchten, Ihre Oralsextechniken könnten zu wünschen übrig lassen, wollen wir Sie hiermit beruhigen: Kein noch so ausgefallener Trick der Welt wird ihm irgendetwas geben, wenn Sie dabei den Eindruck machen, als müssten Sie sich dazu zwingen. Den befragten Männern zufolge ist der größte – und zwar mit Abstand – Fehler, den eine Frau beim Oralsex machen kann, den Eindruck zu erwecken, als wäre es ihr absolut zuwider. Lustloses Gebaren ist tatsächlich ein weit gravierenderer Fehler als mangelnder Druck, ungleichförmiger Rhythmus oder ihn die Zähne spüren zu lassen. »Nur mit dem Mund da unten zu sein, reicht nicht«, meint Greg (35, Softwaretechniker). »Gebt euch bitte etwas mehr Mühe.«

Tatsächlich wünschen sich so gut wie alle Befragten

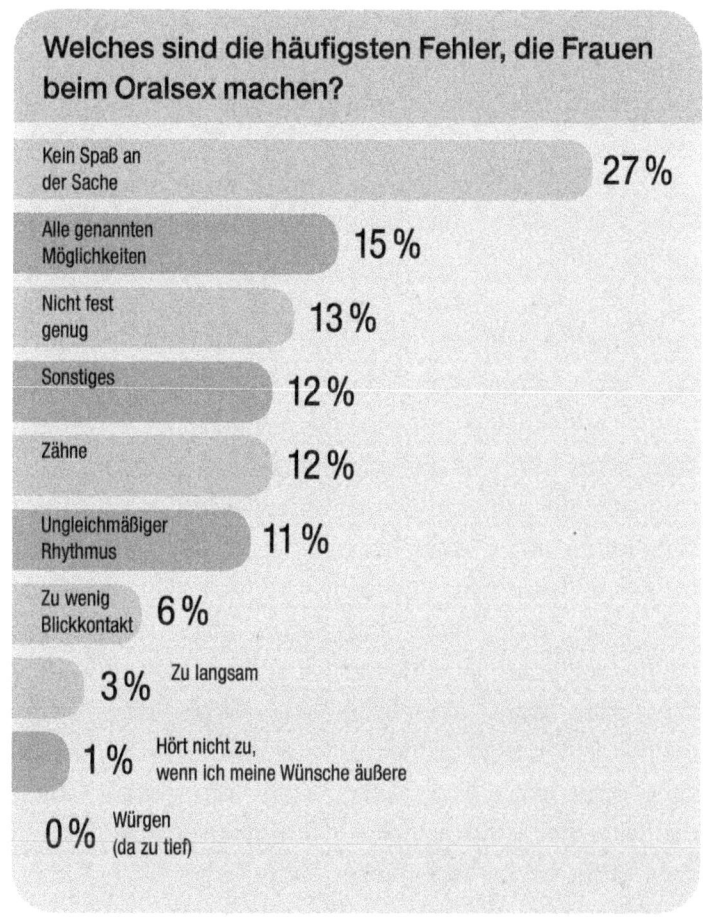

Welches sind die häufigsten Fehler, die Frauen beim Oralsex machen?

Kein Spaß an der Sache — 27%

Alle genannten Möglichkeiten — 15%

Nicht fest genug — 13%

Sonstiges — 12%

Zähne — 12%

Ungleichmäßiger Rhythmus — 11%

Zu wenig Blickkontakt — 6%

Zu langsam — 3%

Hört nicht zu, wenn ich meine Wünsche äußere — 1%

Würgen (da zu tief) — 0%

statt irgendwelcher Techniken ein bisschen mehr Begeisterung. »Habt Spaß an der Sache, genießt es, kostet es aus, seid kreativ und erhebt es zu einer neuen Kunstform«, rät J.B. (50, Softwareentwickler). »Eine Frau sollte mir zeigen, dass sie es gerne tut und dass sie in der Sekunde nichts lieber machen würde«, meint Serge (27, Student).

Je begeisterter eine Frau sich zeigt, wenn sie sich dem Glied des Mannes nähert, umso besser. »Spielt damit, gleitet an ihm auf und ab, nehmt ihn in die Hand und seht ihn mit einem sexy/hungrigen/teuflischen Grinsen an, und dann leckt kräftig daran und nehmt ihn ganz tief in den Mund«, wünscht sich Ted (44, Logistikleiter).

All die Anstrengungen werden sich bezahlt machen, denn auch wenn Sie diejenige sind, die beim Blowjob die ganze Arbeit leistet, wird es auf ihn abfärben, wenn Sie mit Freude an die Sache herangehen. Robert (39, Anwalt) bringt auf den Punkt, was so viele Männer denken: »Wenn meine Partnerin keinen Spaß daran hat, dann hab auch ich keinen Spaß. Seht nicht immer zu uns hoch, um zu prüfen, ob es auch funktioniert. Zeigt einfach, dass es euch Freude macht, indem ihr souverän an die Sache rangeht. Wenn es euch selbst nichts gibt oder wenn ihr ständig Bestätigung von uns wollt, dann hab ich das Gefühl, dass es für euch eine unangenehme Aufgabe ist.«

»Man erkennt leicht, ob eine Frau es gerne tut oder ob sie sich ganz einfach nur verpflichtet fühlt«, erklärt Ben (40, Architekt). »Es gibt keinen übleren Stimmungstöter als einen schlechten (soll heißen: unmotivierten) Blowjob.«

Selbst wenn Ihr Mund anderweitig beschäftigt ist, sollten Sie Ihren Partner also hin und wieder ansehen und dabei vor Freude strahlen. Machen Sie Geräusche dabei. Zeigen Sie ihm mittels Ihrer Körpersprache, dass Sie ihm gern dieses Vergnügen bereiten. Wenn Sie das tun, dann stehen die Chancen gut, dass er den Gefallen hinterher mit ebenso großer Hingabe erwidert.

Lassen Sie sich Zeit

Bitte beachten Sie: Mit Begeisterung meinen wir nicht, dass Sie die Sache überstürzen sollen. Lassen Sie sich ruhig Zeit. Einige der befragten Männer gaben nämlich an, dass sie sich wünschten, ihre Partnerinnen würden dieses exquisite Vergnügen ein wenig andauern lassen. Nicht jeder Mann will auf dem schnellsten Wege zum Orgasmus gebracht werden – vielleicht braucht er ja sogar ein bisschen länger, wie so viele Frauen auch. »Schnell ist nicht gleich gut«, meint Dave (41, leitender Angestellter). »Beeilt euch nicht so sehr«, meint auch Luke (32, Student). »Fangt langsam an, und dann steigert nach und nach das Tempo.«

Dafür gibt es eine ganz praktische Begründung. Wenn die Situation andersherum wäre, dann würden Sie vermutlich auch nicht wollen, dass er sich sofort direkt auf Ihre Klitoris stürzt und alles andere drum herum vergisst. Zum einen laufen so gut wie alle Nervenenden in der Spitze des Penis zusammen, weshalb er für eine direkte

Attacke zu empfindlich ist. (Ganz besonders der Eichelrand, also dort, wo die Eichel in den Schaft übergeht, ist äußerst sensibel.) Steigern Sie also seine Vorfreude ganz langsam. Küssen Sie seinen Stab und liebkosen Sie ihn, indem Sie langsam über die gesamte Länge lecken. Stellen Sie sich vor, es wäre ein Eis am Stiel, aber kein Lutscher. Er ist noch nicht vollständig erigiert? Dann nehmen Sie den Penis in den Mund und saugen so lange sanft daran, bis er fest wird. Während er steif wird, können Sie bereits die Geschwindigkeit und den Druck steigern. Je länger Sie es für ihn hinauszögern, umso besser!

Benutzen Sie die Hände

Wenn Sie Ihr orales Repertoire gern ein wenig erweitern würden, dann haben wir einen ganz einfachen Trick für Sie auf Lager: Gewöhnen Sie sich an, zusätzlich zum Mund auch mit den Händen zu arbeiten. Viele Männer gaben in unserer Umfrage an, dass sich ihr Vergnügen verdoppelt, wenn eine Frau Mund und Hände gleichzeitig benutzt. »Streicheleinheiten von Hand und ein tiefes Saugen mit dem Mund sind in Kombination mit Abstand das Beste«, schwärmt T. J. (42, Musiker).

Betrachten Sie Ihre Hände als Erweiterung Ihres Mundes. Bilden Sie mit Zeigefinger und Daumen einen Ring (so als würden Sie jemandem mit den Händen Ihr Okay andeuten) oder benutzen Sie dazu die ganze Hand. Nun gleiten Sie entweder mit der Hand gleichzeitig und im gleichen Rhythmus wie mit dem Mund an seinem Zauberstab auf und ab, oder Sie drücken mit den Fingern kräftig nach unten, während Ihr Mund nach oben gleitet. Experimentieren Sie mit verschiedenen Bewegungen, dann finden Sie mit Sicherheit schnell heraus, was ihn um den Verstand bringt. Claude (34, Musiker) zum Beispiel gibt Folgendes an: »Es ist einfach himmlisch, wenn sie mit ihrer Hand an der Penisspitze eine Drehung macht.«

Wenn Sie noch mehr Inspiration benötigen: Matt (46, politischer Aktivist) empfiehlt, dass Sie sich »einen Porno ansehen und zugucken, wie die Darstellerin mit Händen und Mund arbeitet. Etwas stärkerer Druck an der Eichel ist großartig. Vom Masturbieren bin ich ein gröberes Zupacken gewöhnt, als eine Frau vielleicht meint.«

Vergessen Sie die Kronjuwelen nicht

Zwischendurch sollten Sie sich eine Auszeit gönnen, um die beiden Zwillinge am Fuße seines Fahnenmasts zu besuchen. »Vergesst bitte die Hoden nicht! Auch sie sehnen sich nach Aufmerksamkeit!«, meint Walt (27, Marketingmanager). Lecken Sie also ruhig zwischendrin leicht über seine Hoden. Nehmen Sie einen nach dem anderen in den Mund und saugen Sie ganz sacht daran. Oder streicheln Sie sie einfach, während Sie seinen Penis oral verwöhnen, und stimmen Sie den Rhythmus Ihrer Finger und Ihres Mundes aufeinander ab.

Keine Zähne!

Wenn Ihnen beim Blowjob auch sonst nichts mehr ein-
fällt, an eines sollten Sie doch immer denken: Nämlich
die Zähne so gut wie möglich hinter den Lippen zu verbergen. Auch wenn einige wenige Männer es mögen,
wenn sie die Zähne zu spüren kriegen, so äußerten doch
die meisten, wie zum Beispiel Scott (29, Student), die folgende Bitte: »Passt um Himmels willen mit euren Zähnen auf.«

Feucht und furchtlos

Ganz gleich, was Sie mit Ihrer Hand tun, Sie sollten darauf
achten, dass immer reichlich mit Speichel geschmiert
wird. »Gebt bitte acht, dass es auch schön feucht ist«,
rät John (24, Bauunternehmer). Denn sonst fühlt sich das
Reiben nicht gut an, sondern schmerzhaft. »Schön nass
und glitschig darf es sein – sonst fühlt es sich nicht gut
an«, versichert uns auch Paul (29, Doktorand).

Der Blowjob ist nicht das Maß aller Dinge

Sie sollten sich aber nicht allzu viele Gedanken über
Ihre Blowjob-Talente machen. Klar, Männer lieben es,
aber nicht jeder hält Oralsex für »das Großartigste, was
es gibt auf der Welt«, sagen zum Beispiel Männer wie
George (50, Anwalt). Patrick (41, Marketingexperte) fügt
noch hinzu: »Für mich ist es so ziemlich das Letzte, was
ich im Bett brauche. Andererseits, wenn ich es mir ge-

nau überlege, ist ein guter Blowjob schon ein unglaubliches Erlebnis.«

Wahrscheinlich liegt das daran, dass für einige Männer ein guter Blowjob nicht viel mehr ist als ein schönes Präludium zum eigentlichen Akt: dem Liebesakt. »Normalerweise kriege ich beim Oralsex sofort Lust, gleich mit dem richtigen Sex weiterzumachen!«, meint Patrick (40, Schriftsteller), und wie Dave (40, Analyst) es so flott ausdrückt: »Manchmal ficke ich einfach viel lieber!«

Optimaler Druck und Rhythmus

Ganz gleich, welche ausgefallenen Tricks in Sachen Oralsex Sie bei Ihrem Liebsten ausprobieren, beachten Sie unbedingt Folgendes: »Wichtig ist vor allem, dass der Rhythmus gleichförmig ist«, wie Jordan (45, Marketingdirektor) angibt. »Rhythmus und Geschwindigkeit sind entscheidend, wie tief es geht, ist nicht so wichtig«, meint Simon (36, Programmierer). Den Rhythmus wünschen sich die meisten Männer »gleichförmig und kräftig, nicht zu sanft oder unentschlossen«, erklärt Rob (36, Verkäufer).

Fast die Hälfte der Befragten findet es am besten, wenn Rhythmus und Druck variieren – sie finden es einfach toll, wenn sie nicht wissen, was sie erwartet und was die Partnerin als Nächstes tun wird. Wichtig ist nur, dass man die Intensität langsam steigert, bis er sich in einem erdbe-

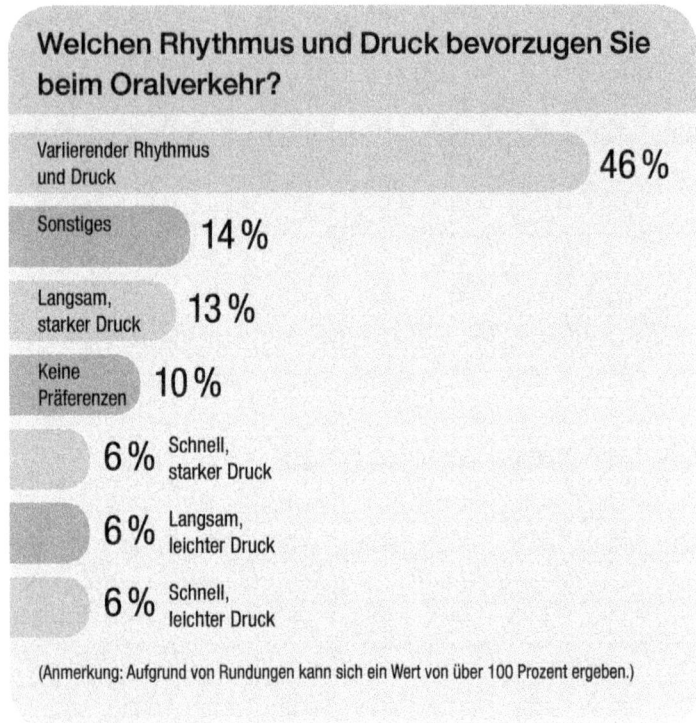

Welchen Rhythmus und Druck bevorzugen Sie beim Oralverkehr?

Variierender Rhythmus und Druck **46 %**

Sonstiges **14 %**

Langsam, starker Druck **13 %**

Keine Präferenzen **10 %**

6 % Schnell, starker Druck

6 % Langsam, leichter Druck

6 % Schnell, leichter Druck

(Anmerkung: Aufgrund von Rundungen kann sich ein Wert von über 100 Prozent ergeben.)

bengleichen Orgasmus entlädt. Man sollte variieren, allerdings nur so lange, bis man »den richtigen Rhythmus und den richtigen Druck gefunden hat«, sagt Jordan (45, Marketingdirektor). »Dann erst fange ich für gewöhnlich an zu stöhnen. Obwohl, wahrscheinlich wäre es klüger, wenn ich mich verbal äußern und einfach sagen würde ›Mach weiter damit!‹«

Haben Sie also keine Scheu, ein wenig zu experimentieren und verschiedene Dinge auszuprobieren, bis Sie das richtige Rezept für seine Lust gefunden haben. »Man muss einfach rumprobieren«, meint Mike (23, Student). »Denn für diese Kunst gibt es kein Patentrezept.«

Es gibt einen ganz praktischen Grund, weshalb Sie beim Rhythmus variieren sollten. »Wenn sich nichts verändert an der Berührung, dann werde ich mit der Zeit immer unempfindsamer (wie es eigentlich mit fast allem der Fall ist)«, meint Dan (38, Immobilienmakler). Manche Männer meinen auch, darin erkennen zu können, mit wie viel Spaß eine Frau bei der Sache ist. »Wenn sie unterschiedliche Techniken zum Einsatz bringt, vermittelt mir das den Eindruck, dass sie mit vollem Verstand bei der Sache ist und sich genau überlegt, was sie als Nächstes macht«, scherzt Nigel (31, Wissenschaftler).

Selbst diejenigen, die bei dieser Frage »Sonstiges« ankreuzten, gaben zum Teil zu, dass sie in puncto Geschwindigkeit und Druck gern ein bisschen Abwechslung haben, obwohl der Großteil sagte, es mit »starkem Druck« zu mögen. Oftmals kommt es auch auf die entsprechende Situation an – wenn der Oralverkehr beispielsweise Teil des Vorspiels ist, dann wollen Sie ihn mit Sicherheit nicht zu schnell zum Abfeuern bringen!

Wie findet man nun heraus, worauf der eigene Partner steht? »Frauen sollten viel mehr experimentieren und be-

Er sagt

Ich verrate Ihnen jetzt ein schmutziges Geheimnis: Ein paar Männer haben ihre Prostata für sich entdeckt und wünschen sich nichts sehnlicher, als dass Sie sie in Ihr orales Repertoire mit einbeziehen. Ich verrate natürlich keine Namen.

obachten, wie der Partner reagiert«, sagt Mike (23, Student). »Und wir Männer müssten viel mehr zum Ausdruck bringen, was uns gefällt. Das gilt auch für den Cunnilingus.«

Tatsächlich haben sehr viele der Befragten angegeben, dass Frauen weitaus wachsamer sein sollten. »Es lässt sich leicht herausfinden, wie man einem Mann eine Freude bereitet, nämlich indem man auf seine Körperreaktionen achtet und genau hinhört, was er sagt«, rät Dan (38, Immobilienmakler). Selbstverständlich haben Sie auch die Möglichkeit, wozu einige Befragte ebenfalls rieten, Ihren Partner einfach ganz direkt zu fragen, was für ihn gut funktioniert.

Vergessen Sie nie, dass Ihr Partner ein Individuum ist. »Ich schätze, es gibt nichts, was bei allen Männern gleichermaßen funktioniert«, sagt Patrick (40, Schriftsteller). »Die beste Möglichkeit herauszufinden, was mir gefällt, ist immer noch, verschiedene Dinge auszuprobieren und zu sehen, wie ich darauf reagiere. Oder man fragt mich einfach direkt.«

Die besten Techniken beim Oralverkehr

Bleibt die Frage, welche oralen Sextechniken es in die Blowjob-Hall-of-Fame geschafft haben. Wir haben die Männer nach der umwerfendsten Technik gefragt, die eine Frau jemals bei ihnen angewendet hat. Erfahren Sie im Folgenden, was die Partnerinnen der Befragten mit ihrem Mund so alles angestellt haben, um ihnen ungeahnte Höhenflüge zu bescheren.

Sie hatte Spaß dabei

Wie uns mehr als ein Mann bestätigte, ist es weniger eine bestimmte Technik als die ungezügelte Begeisterung der Partnerin, die den Erfolg garantiert:

> »Die beste Technik beim Oralverkehr? Nun, es war wahrscheinlich ein ganz gewöhnlicher Blowjob. Aber meine Partnerin hatte ziemlich großen Spaß dabei, und das hat sich bemerkbar gemacht. Hat mich ordentlich angetörnt. Und wie! Wenn eine Frau es mir besorgt, weil sie das Gefühl hat, es wird von ihr er-

wartet, dann gibt mir das nicht besonders viel.« – *Patrick (41, Marketingexperte)*

»Am besten ist ein Blowjob dann, wenn meine Partnerin sich total fallen lässt und es selbst zu genießen weiß.« – *David (43, Systemadministrator)*

»Konzentration ist wichtig. Es ist toll, wenn ich das Gefühl habe, dass sie es gerne tut und dass sie voll und ganz bei der Sache ist.« – *Matt (46, politischer Aktivist)*

»Einmal hat eine Frau zu mir gesagt: ›Entspann dich, das hier wird so lange dauern, wie es dauert.‹« – *Gene (64, Autor)*

Sie hat das volle Menü serviert

Kluge Frauen wissen: Nur weil es Oralverkehr heißt, bedeutet das nicht, dass andere Körperteile (wie beispielsweise die Hände) nicht zum Einsatz kommen dürfen:

»Mir hat mal eine Frau die Eier geleckt und mich gleichzeitig mit den Händen gestreichelt.« – *Bruce (31, Finanzplaner)*

»Wenn sie leicht an mir saugt, und zwar mit dem ganzen Mund, und dabei mit einer Hand meinen

Penis und mit der anderen Hand meine Eier streichelt.« – T. J. (42, Musiker)

»Ein bisschen was von allem. Sie schlingt den Körper um mich, während sie mich küsst und an mir saugt und mich gleichzeitig mit beiden Händen streichelt.« – Sam (46, Unternehmensberater)

»Sie hat mit dem Mund fast ein Vakuum erzeugt und dann noch zusätzlich Hand angelegt.« – Joe (59, Unternehmensberater)

»Sie hat beide Hände benutzt und mit den Lippen an der Eichel geleckt wie an einem Lolli. Das war unglaublich. Sie hat mich regelrecht angefleht, in ihrem Mund zu kommen, also hab ich es zugelassen.« – Marcus (47, Geschäftsführer)

»Sie hat mit ihrem Mund und der Hand viel Druck auf die Eichel ausgeübt, und dann ist sie mit gleichmäßigem Rhythmus am Schaft auf und ab.« – Walt (27, Marketingmanager)

»Sie hat viel Spucke verwendet und mich mit Mund und Händen bearbeitet. Es war im Grunde fast so, als wäre ich in ihr – eigentlich war es beinahe genauso gut.« – Pete (51, Künstler)

»Am besten war mal eine Kombination, wo sie abwechselnd an der Eichel und am Schaft entlang-
geleckt hat und mich dann ganz in den Mund genommen hat. Dabei hat sie sich selbst angefasst und
dabei gestöhnt ... Ich schätze, das war so ziemlich
das Beste!« – *Ted (44, Logistikleiter)*

»Für mich war das Größte eine Mischung aus krei-
senden Zungenbewegungen, Streicheleinheiten mit
den Händen und dazu kräftiger Druck mit den Lippen. Das Ergebnis war eine Symphonie aus Rhythmus und Musik, die mich schier die Beherrschung
verlieren ließ. Ich war nicht mehr fähig, darüber
nachzudenken, was als Nächstes passieren könnte.« – *Dave (41, leitender Angestellter)*

»Wenn man mir beim Blowjob leicht mit den Fingern
am Schaft entlangfährt.« – *George (50, Anwalt)*

»Für mich war es das perfekte Zusammenspiel von
Zunge und Lippen und Händen. Alles zur rechten
Zeit, sodass sich der Effekt potenzierte. Man kann
es gar nicht mit Worten beschreiben.« – *Richard (35,
Lehrer)*

»Sie hat mich zart mit der Hand berührt, während
sie leicht an mir saugte ... ach ja, nicht zu verges-

sen, sie hat mir dabei die ganze Zeit in die Augen geschaut und gestöhnt.« – *Chris (34, Softwareentwickler)*

»Sie hat mich ein bisschen anal stimuliert und dabei abwechselnd geleckt und gesaugt, am Schaft und an den Hoden.« – *Rob (36, Verkäufer)*

»Ich mag es, wenn eine Frau am Schaft auf und ab leckt, dann mit der Zunge die Eichel umkreist und ihn sich so tief wie möglich in den Mund steckt. Ich mag es auch, wenn sie mit der Hand am Schaft auf und ab fährt oder mit den Händen leicht meine Eier umfasst.« – *Patrick (40, Schriftsteller)*

Sie hat ihn ganz tief aufgenommen

Geben Sie sich bitte Mühe, möglichst wenig zu würgen, meine Damen. Denn für die folgenden Männer ist es das Größte, wenn man ihre Männlichkeit so tief wie möglich in den Mund (besser noch, in den Rachen) nimmt:

»Deep Throat lautet das Stichwort. Echt unglaublich, wenn eine Frau vor einem kniet und den ganzen Schwanz in den Mund nimmt, es gibt nichts Schöneres.« – *William (39, Unternehmensberater)*

»Ich lag auf dem Rücken, und sie kniete mit Blick auf meine Füße neben mir, und dann hat sie ihn ganz tief in den Mund genommen.« – *Andy (45, Elektriker)*

»Einmal hat eine Frau ihn sich ganz tief in den Rachen gesteckt und mich dann mit leichtem Anspannen ihrer Halsmuskulatur bearbeitet.« – *Sam (52, Musiker)*

»Das Beste war für mich ein Deep Throat kombiniert mit schluckartigen Bewegungen ihrerseits.« – *Claude (34, Musiker)*

»Kompletter Deep Throat!« – *Dave (40, Analyst)*

Im Folgenden wollen wir ein paar Tipps für diese Technik verraten, die durch den gleichnamigen Film mit Linda Lovelace im Jahr 1972 zu Berühmtheit kam: Öffnen Sie den Mund weit, und bringen Sie ihn mit dem Rachen in eine gerade Linie. Vielleicht ist es am einfachsten, wenn Sie sich auf den Rücken auf das Bett legen und den Kopf hintenüberhängen lassen, während Ihr Partner vor Ihnen steht oder kniet. Oder Sie setzen sich auf seinen Brustkorb mit Blick in Richtung seiner Füße, oder Sie nehmen eine 69er-Position ein. Der Haken an der Sache ist nur der, dass Sie, sobald Sie seinen Penis vollständig in den

Mund genommen haben, kaum mehr fähig sein werden, zu saugen oder zu lecken oder viel mit der Zunge anzustellen, weshalb ein Deep Throat eigentlich mehr ein tolles Schauspiel ist als eine praktische Technik. Aber manchen Männern reicht das allemal!

Sie hatte eine großartige Zungentechnik

Einige Männer erinnern sich, wie die geschickte Zunge einer Frau sie ins Paradies beförderte:

»Sie hat irgendwie so mit der Zunge gesaugt, mit leicht spiralförmigen Bewegungen.« – *Malcolm (34, Manager)*

»Sie hat mit der Zunge alles von meiner Analregion bis hin zur Penisspitze bearbeitet und dann wieder zurück. Und das hat sie wieder und wieder getan.« – *P. B. (51, Personalvermittler)*

»Sie hat mit dem Penis gegen ihre Zunge geschlagen und hat dann, als ich gekommen bin, ihren Mund ganz weit aufgemacht.« – *Serge (27, Student)*

»Sie hat mich mit der Zunge umschlungen, und ich könnte beim besten Willen nicht erklären, was sie getan hat.« – *John (24, Bauunternehmer)*

Hier sind noch ein paar Anregungen, wie Sie Ihren Liebsten mit der Zunge in den Wahnsinn treiben: Fahren Sie beispielsweise mit flatternden Zungenbewegungen über die Naht an der Unterseite des Penis. Bewegen Sie die Zunge dabei hin und her, vor und zurück. Dann tauchen Sie mit der Zungenspitze in den kleinen Spalt an der Eichel ein. Anschließend kreisen Sie mit der Zunge um den gesamten Penis. Wenn Sie die Eichel erreicht haben, bewegen Sie den Kopf, so als würden Sie nicken. Liebkosen Sie mit der Zunge sein Frenulum. Saugen Sie dann an ihm, als handele es sich um einen leckeren Lolli. Während Sie saugen, schütteln Sie den Kopf. Und dann heißt es improvisieren, Ladys!

Sie hatte einen tollen Rhythmus

Über den richtigen Rhythmus haben wir bereits gesprochen. Langsame, gleichförmige Geschwindigkeit ist der Schlüssel zur Ekstase:

»Sie muss ihn nur tief in den Mund nehmen und dann mit ihren feuchten Lippen über den oberen Bereich streifen, und dann noch mal und noch mal!« – *Clay (31, städtischer Angestellter)*

»Langsam und mit gleichförmigem Druck – und dann soll sie das eine Weile machen.« – *Frank (35, Geschäftsmann)*

Er sagt

Pfefferminzbonbons. Stecken Sie sich eins in den Mund und lutschen Sie es eine Weile. Das frische minzige Aroma bleibt erhalten und prickelt und … genug gesagt.

Wichtig ist, dass man zu einem gleichförmigen Rhythmus gelangt und dann immer schneller wird, kurz bevor er zum Orgasmus kommt. Und was immer auch geschieht, hören Sie bloß nicht auf!

Sie hat die Kronjuwelen nicht vernachlässigt

Die folgenden Männer erinnern sich nur zu gern an die Frauen, die sich auch ausgiebig mit ihren Hoden beschäftigten:

»Sie ist mir beim Oralsex mit einem Eiswürfel über die Hoden gefahren.« – *Chris (45, Schauspieler)*

»Sie hat meine Eier in den Mund genommen.« – *Luke (32, Student)*

»Die arabische Brille (das mit den Eiern auf den Augen).« – *Kelly (27, Doktorand)*

Sie wusste ihre Zähne einzusetzen

Beim Oralverkehr wünscht sich der Großteil der Männer, dass Sie Ihre Beißerchen aus dem Spiel lassen. Aber gelegentlich kann ein dezenter Einsatz der Zähne durchaus einen erotisierenden Effekt auf ihn haben:

>»Ich spüre gern ihre Zähne – denn Lust und Schmerz liegen oft ganz nah beisammen.« – *Nigel (31, Wissenschaftler)*

>»Sie hat ihre Zähne benutzt für zusätzliche Reibung – das war guuut.« – *Paul (29, Doktorand)*

Sie hat sich auf die Spitze konzentriert

Diese Männer erzählten, wie Frauen ihre Penisspitze besonders verwöhnten:

>»Sie saugte an der Spitze und machte damit Geräusche.« Mike (23, Student)

>»Ich weiß nicht genau, wie ich es beschreiben soll, aber sie hat da irgendwas an meiner Eichel gemacht.« – *Morgan (27, Finanzberater)*

Sie hat es freihändig gemacht

Ja, es stimmt, die Männer in unserer Umfrage haben immer wieder betont, dass sie es mögen, wenn ihre Partnerin beim Oralverkehr auch mit der Hand arbeitet. Aber hin und wieder dürfen Sie ihm ruhig zeigen, was Ihr Mund allein alles bewirken kann. Die folgenden Aussagen sprechen zumindest dafür:

> »Sie hat überhaupt nichts mit ihren Händen gemacht.« – *Oliver (42, Erzieher)*

> »Sie hat mich allein mit ihrem Mund zum Orgasmus gebracht, da waren keine Hände im Spiel.« – *Ben (40, Architekt)*

Sie stand auf Coldplay (und damit ist nicht die Band gemeint)

Nennen Sie uns ein sexuelles Hilfsmittel, das in der Küche zu finden ist. Kleiner Hinweis: Es ist im Tiefkühlfach versteckt. Benutzen Sie doch einmal Eiswürfel, um ihm wohlige Schauer über den Körper zu jagen, aber ganz besonders sollten Sie sie an seinen empfindsameren erogenen Zonen anwenden. Ein paar Männer haben uns berichtet, dass ihre Partnerin beim einem Blowjob Eiswürfel im Mund hatte. Brian (37, Unternehmer) weiß sogar von einer noch viel exotischeren Technik zu berichten: »Sie hatte einen Eiswürfel im Mund und hat dabei vor sich hingesummt. Der Kontrast von warm und kalt und dann noch dieses Vibrieren, einfach unbeschreiblich.«

Lassen Sie es uns so formulieren: Es gibt im Grunde keine Grenzen dafür, was man mit dem Mund alles machen kann, um einen Mann in den Wahnsinn zu treiben. Tom (31, Anwalt) sagte, das erstaunlichste Oralsexerlebnis, das er bisher hatte, sah so aus, dass eine Frau »die Eichel nach der Ejakulation küsste und ableckte«, und für Robb (59, Wissenschaftler) war der Höhepunkt oraler Befriedigung erreicht, als ihm eine Frau »drei Blowjobs hintereinander« bescherte!

Die männliche Landkarte der Lust

Wenn es um den Einsatz des Mundes geht, sollten Sie sich nicht auf seine Männlichkeit beschränken. Männer mögen es, wenn man sie mit der Zunge überall am Körper liebkost. Wie bereits erwähnt, haben es die meisten Männer auch gern, wenn man sich zudem um ihre Kronjuwelen kümmert – 58 Prozent gaben bei unserer Umfrage an, dass sie darauf abfahren, wenn eine Frau sie mit dem Mund auch an den Hoden berührt (nur für drei Prozent sind die Zwillinge in dieser Hinsicht absolut tabu). Fast genauso viele – nämlich 54 Prozent – haben es gern, wenn man mit der Zunge über die Brustwarzen leckt. Probieren Sie mal Folgendes: Bearbeiten Sie seine Brustwar-

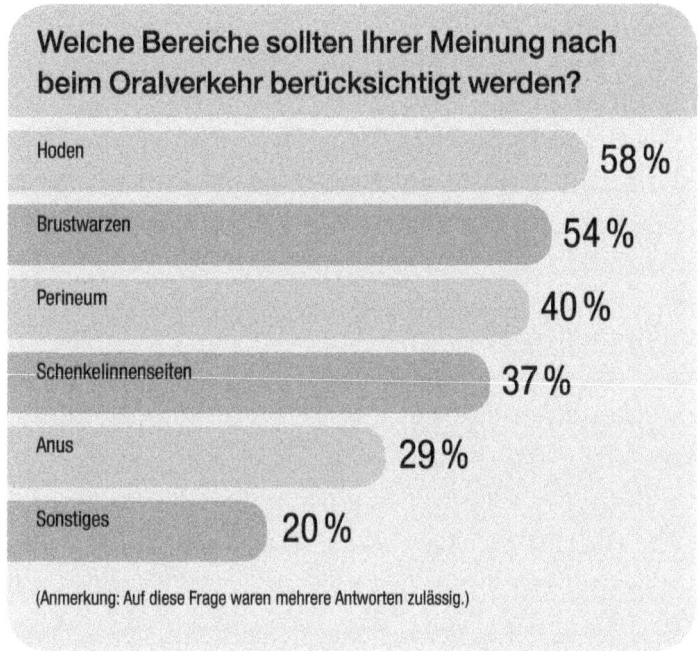

Welche Bereiche sollten Ihrer Meinung nach beim Oralverkehr berücksichtigt werden?

Hoden	**58 %**
Brustwarzen	**54 %**
Perineum	**40 %**
Schenkelinnenseiten	**37 %**
Anus	**29 %**
Sonstiges	**20 %**

(Anmerkung: Auf diese Frage waren mehrere Antworten zulässig.)

zen so lange, bis sie hart werden, und pusten Sie dann ganz sacht darüber.

Eine weitere für den Oralverkehr gut geeignete erogene Zone ist der Bereich zwischen Scrotum (Hodensack) und Anus, auch bekannt als das Perineum. 40 Prozent der Befragten sprachen sich dafür aus, diesen Bereich einzubeziehen, weitere 37 Prozent wiesen darüber hinaus auf die Empfindsamkeit ihrer Schenkelinnenseiten hin. Einige Männer erklärten, dass sie den Mund einer Frau gern an den Ohren oder am Hals fühlen. Patrick (40, Schriftsteller) mag beispielsweise »leichte Bisse hinten in den Nacken.«

Natürlich gibt es auch Männer, bei denen man den Mund überall am Körper einsetzen kann und die es überall schön finden. Tatsächlich gab die Hälfte der Befragten an, dass es für sie keinen richtigen Tabubereich beim Oralverkehr gäbe. Aber aufgepasst, bevor Sie sich mit Ihrer Zunge seinem Hintern nähern: 42 Prozent gaben nämlich an, dass eine Frau sich besser fernhalten sollte von dieser Region. Falls Sie an einen Vertreter der 29 Prozent geraten, die eine Zunge zwischen den Pobacken zu schätzen wissen, dann achten Sie darauf, dass Sie beide frisch gebadet sind, und schützen Sie sich beispielsweise durch ein Lecktuch, zur Not tut es auch Frischhaltefolie.

Sie fragen sich jetzt sicher, woher Sie wissen sollen, was bei Ihrem Liebsten für den Oralsex (neben den Genitalien, versteht sich) noch in Ordnung ist? Fragen Sie ihn einfach danach! Sonst bleibt Ihnen nur noch, es zu versuchen und abzuwarten, was geschieht. Und Sie können mit ziemlicher Sicherheit davon ausgehen, dass er es Ihnen klipp und klar sagen wird, wenn Sie dabei sind, eine der Sperrzonen zu betreten. Spielen Sie ein wenig herum, wie Jordan (45, Marketingdirektor) empfiehlt. »Ich liebe dieses Spiel, bei dem sie mich fragt: ›Na, wie ist das? Oder das?‹«, schwärmt er. »Das hat für mich persönlich immer

Er sagt

Manche Männer haben Angst, als schwul zu gelten, wenn sie irgendetwas auch nur in die Nähe ihres Hinterns lassen. Natürlich ist das nicht so. Lustigerweise haben sie selten ein Problem damit, sich am Hintern einer Frau zu schaffen zu machen. Ermutigen Sie Ihren Partner dazu, die eigene Prostata zu entdecken. Stecken Sie ihm das nächste Mal, wenn Sie ihn oral befriedigen, einen oder auch zwei Finger in den Po, aber reden Sie unbedingt vorher mit ihm darüber. Sie wollen doch keine unangenehme Überraschung erleben, nicht wahr?

am besten funktioniert. Und wenn sie es dann auch noch mit einem schelmischen Funkeln in den Augen tut, dann erhöhen sich dadurch die Chancen, dass ich positiv darauf reagiere.«

Man kann sich auch »von ihm führen und den Kopf zu entsprechenden Körperstellen lenken« lassen, sagt Dan (38, Immobilienmakler). Wir finden jedenfalls, dass Sie in der Hinsicht nichts dem Zufall überlassen sollten.

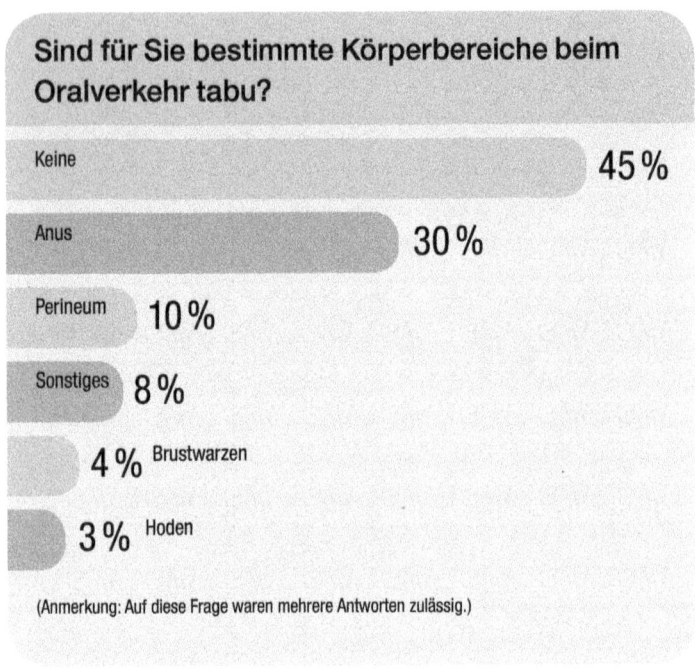

Sind für Sie bestimmte Körperbereiche beim Oralverkehr tabu?

Keine — 45%

Anus — 30%

Perineum — 10%

Sonstiges — 8%

4% Brustwarzen

3% Hoden

(Anmerkung: Auf diese Frage waren mehrere Antworten zulässig.)

Was Frauen über Cunnilingus wissen sollten

Inzwischen sind Sie also etwas schlauer und wissen, was die Männer über Oralsex denken. (Zur Erinnerung, falls Sie ein besonders schwaches Kurzzeitgedächtnis haben sollten: alles im grünen Bereich.) Aber wie sieht es aus, wenn sie selbst an der Reihe sind und eine Frau

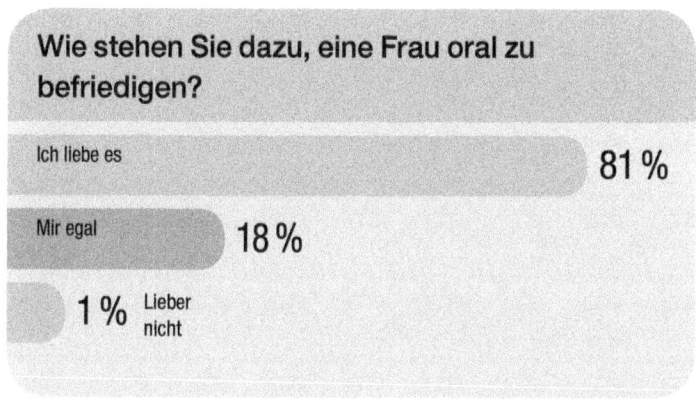

Wie stehen Sie dazu, eine Frau oral zu befriedigen?

Ich liebe es — 81 %

Mir egal — 18 %

1 % Lieber nicht

oral verwöhnen sollen? Nun, wir können Folgendes gar nicht oft genug sagen: Männer lieben es, sich ausgiebig mit den weiblichen Genitalien zu beschäftigen. Ganze 81 Prozent der befragten Männer gaben an, dass sie es einfach toll finden, wohingegen nur 18 Prozent antworteten, es sei ihnen im Grunde egal, wenn auch nicht die liebste Sexualpraktik, und nur ein schlappes Prozent der Befragten wollte sich lieber gar nicht mit Oralsex befassen. »Für mich sind es drei Dinge, die zählen«, meint Jordan (45, Marketingdirektor), »erstens törnt es mich richtig an, wenn ich sie stöhnen höre, und sie zum Höhepunkt zu bringen ist natürlich der größte Antörner. Zweitens schmecken Frauen normalerweise ziemlich gut, und drittens ist es etwas höchst Intimes, wenn man in diesen ›verbotenen‹ Bereich vordringen darf.«

Folgendes sollten Sie nach Ansicht Männer über Cunnilingus unbedingt noch wissen.

Ihm gefällt's, also entspannen Sie sich!

Zunächst wollen wir Sie darauf hinweisen, dass ein Mann, der sich unterhalb Ihrer Gürtellinie aufhält, das einzig und allein aus dem Grund tut, weil es ihm gefällt. »Wenn ich sage, ich liebe es, dann meine ich das auch so«, erklärt Malcolm (34, Manager). »Ich sehe es nicht als unangenehme Aufgabe oder Pflicht. Mir macht es echt richtig Spaß.«

»Erstens macht es Spaß, jemanden zu befriedigen«, sagt Mike (23, Student), »und zweitens ist die Vagina der absolut intimste Bereich einer Frau. Drittens schmeckt jede Frau irgendwie einzigartig, und das finde ich ziemlich verlockend!«

Für manche Männer ist es das absolut Beste, eine Frau oral zu befriedigen. »Ich tu es ganz offen gestanden lieber als alles andere«, sagt Nigel (31, Wissenschaftler). »Wenn ich länger mit einer Frau zusammen bin, dann nimmt sie es mir meist nach einem oder zwei Monaten ab, aber oft habe ich den Eindruck, dass sich Frauen schwertun, sich gehen zu lassen und zu entspannen, weil sie nicht wirklich überzeugt sind, dass ich es mit Freude tue.« Gene (64, Autor) pflichtet dem bei: »Mir persönlich ist es eigentlich das Allerliebste. Von mir aus kann es auch ewig dauern, ich könnte stundenlang weitermachen.«

Er sagt

Eine meiner Exfreundinnen hat einmal gesagt, Cunnilingus sei, wie Honig von den Flügeln eines Schmetterlings zu lecken. Das klingt ganz schön kitschig, ist aber vermutlich besser als meine vorherige Technik, die vergleichbar wäre mit dem Versuch, einen Fleck im Teppich mit der Zunge zu entfernen.

Stellen Sie also seine Motivation nicht infrage. Er hat genauso viel Spaß an der Sache wie Sie! »Ich liebe es, es einer Frau auf diese Weise zu machen«, sagt Patrick (41, Marketingexperte). »Es gibt für mich nichts Schöneres, als sie erst mit dem Mund zu stimulieren und dann in sie reinzugleiten, wenn sie total feucht ist.« Der Gedanke, die Partnerin zu befriedigen, spielt in den geheimen Fantasien einiger Männer offensichtlich eine Rolle: »Da ich gerne dominiert werde, gefällt mir am Oralsex der Gedanke, dass sie mich zu ihrem eigenen Vergnügen schamlos ausnutzt«, meint Nigel (31, Wissenschaftler).

Lehnen Sie sich einfach entspannt zurück und genießen Sie. »Überlasst die Entscheidung, ob ihr sauber genug riecht und ob wir weitermachen wollen oder nicht, einfach uns«, sagt J.B. (50, Softwareentwickler). »Ich glaube, viele Frauen sind in puncto Cunnilingus viel zu blockiert.« Im Grunde gilt: Wenn Sie selbst Spaß haben, macht es ihm ebenfalls Spaß. »Wenn meine Partnerin es genießt, dann freue ich mich umso mehr«, meint Jordan (45, Marketingdirektor).

Manche Männer gaben sogar an, dass es für sie Voraussetzung für das eigene Vergnügen sei, die Partnerin oral zu befriedigen. »Um meine eigene Vorfreude zu steigern, brauche ich es einfach«, meint Dave (41, leitender Angestellter). »Es macht mich total an, wenn sie mich mit einem heiseren, erregten Flüstern anfleht, es zu tun. Das bringt mich so richtig in Stimmung«, bemerkt Richard (35, Lehrer), und T.J. (42, Musiker) meint: »Mich törnt es am meisten an, wenn ich sehe, wie glücklich ich eine Frau mache.«

Geben Sie ihm Feedback

Beim Oralsex können Sie Ihrem Partner wunderbar unter die Arme greifen, damit er Sie voll und ganz glücklich macht. Wie das geht? Sagen Sie ihm einfach, was Sie sich wünschen. Liegen Sie nicht nur da und hoffen, dass er das Richtige tut. Wir können gar nicht oft genug betonen, wie wichtig es ist, offen darüber zu sprechen. Und das behaupten wir nicht einfach nur so, die von uns befragten Männer bestätigen es:

> »Meiner Erfahrung nach will jede Frau es irgendwie anders. Es ist völlig in Ordnung, einem Mann zu sa-

gen, was gut ist und was nicht, damit er es ihr recht machen kann.« – *T.J. (42, Musiker)*

»Eine Frau sollte mir sagen, was sie gernhat. Bin ich zu schnell, zu langsam? Und die Finger? Wo will sie die spüren? Ich bin doch dazu da, sie glücklich zu machen, und ich schätze, ich mach meine Sache in der Regel recht gut, aber um noch besser zu werden, braucht ein Mann ein wenig Unterstützung.« – *William (39, Mitarbeiter Unternehmensberater)*

»Eine Frau sollte mir sagen, wie sie es gernhat … schnell, langsam, oben, unten, mit den Lippen, Saugen an der Klitoris, was auch immer. Manche Frauen sind besonders empfindlich, andere weniger, deshalb muss man uns einfach mitteilen, was gut ist.« – *Marcus (47, Geschäftsführer)*

»Ich tu es gern, aber mir ist auch klar, dass jede Frau anders ist. Deshalb finde ich es gut, wenn man mir mit Worten, Geräuschen oder Bewegungen deutlich macht, ob ich zu schnell bin, zu langsam, nicht fest genug, zu fest. Ich will eine Frau doch auf jeden Fall zum Orgasmus bringen. Denn ich bin glücklich, wenn sie glücklich ist.« – *Matt (46, politischer Aktivist)*

»Ich bin ein guter Zuhörer. Bitte sagt oder zeigt mir, was euch gefällt.« – *Sam (46, Unternehmensberater)*

»Es ist völlig in Ordnung, einem Mann direkt zu sagen, worauf man steht und worauf nicht, wenn es um Oralsex geht. Meine Damen, es gibt kaum einen Mann, der nicht gern ein toller Liebhaber wäre, deshalb wird er auch alles geben, wenn ihr ihm nur sagt, was ihr gerne hättet.« – *Patrick (41, Marketingexperte)*

»Macht euren Mund auf und sagt mir, was für euch funktioniert und was nicht.« – *Allen (35, Filmproduzent)*

Zusammengefasst lässt sich also sagen, dass Ihre Stimme das wichtigste und zuverlässigste Mittel ist, um sexuell auch garantiert Befriedigung zu finden. Denken Sie daran: Ihr Partner kann keine Gedanken lesen, und er fände es sicherlich wunderbar, wenn Sie ihm ein wenig unter die Arme greifen würden. »Ich hab keine Ahnung, was ich tun soll«, meint Kelly (27, Doktorand), »also gebt mir bitte Feedback!«

Stöhnen und schreien

Wenn ein Mann Sie oral befriedigt, dann sollten Sie sich nicht scheuen, ihm zu zeigen, wie sehr Sie seine Bemühungen schätzen. Männer finden das leidenschaftliche

Er sagt

Worte sind toll und haben etwas Kultiviertes. Aber ein gekreischtes »Aaah! Ja, genau so, bitte hör nicht auf damit!« kommt in der Regel noch tausendmal besser.

Stöhnen einer Frau in der Regel äußerst erotisch. Je deutlicher eine Frau ihre Lust verbalisiert, desto mehr törnt es beide Partner an, wie die folgenden Kommentare beweisen:

»Die Geräusche, die sie dabei macht, sagen mir, ob ich meine Sache richtig mache – und außerdem törnen sie mich total an.« – *Patrick (40, Schriftsteller)*

»Bringt eure Leidenschaft ruhig zum Ausdruck – sagt schmutzige Sachen, stöhnt, schreit, spielt mit euren Brüsten, haltet euch um Himmels willen nicht zurück.« – *Walt (27, Marketingmanager)*

»Kommunikation ist alles. Lasst uns wissen, wie nahe ihr dem Orgasmus seid, und wenn es dann so weit ist, dann lasst alles raus (indem ihr stöhnt und schreit).« – *Mike (23, Student)*

»Keine Angst, mein Gesicht wird schon nicht verletzt dabei. Also bewegt eure Hüften!!! Ich liebe es.« – *Xavier (40, Techniker)*

Es gibt auch einen praktischen Grund, weshalb Sie Ihrer Leidenschaft verbal Ausdruck verleihen sollten. Wenn Sie sich nämlich zurückhalten, kann es passieren, dass Sie das schwere Atmen, das beim Orgasmus eine ganz natürliche Begleiterscheinung ist, im Keim ersticken – und damit dämpfen Sie die Gewalt Ihres eigenen Orgasmus! Also lassen Sie in dieser Hinsicht bitte sämtliche Hemmungen fallen.

Achten Sie auf ausreichende Körperhygiene

Viele Frauen machen sich Gedanken darüber, dass ihrem Partner nicht gefallen könnte, wie sie »dort unten« riechen. Hierzu besteht keinerlei Veranlassung – bis zu einem gewissen Grad zumindest. Der Großteil der Männer mag den natürlichen Duft einer Frau, aber trotzdem legen sie Wert darauf, dass sie »frisch und sauber« riecht, wie Rob (45, Unternehmensberater) betont. Eine Intimdusche vorab ist nicht immer zwingend, da die Vagina ein selbstreinigendes Organ ist und übertriebene Hygiene sogar den natürlichen pH-Haushalt durcheinanderbringen kann. »Ein kurzes Abbrausen reicht schon«, meint Andy (45, Elektriker).

Allerdings ist es auch kein Beinbruch, wenn man einmal unvorbereitet ist. »Wenn eine Frau ein bisschen unangenehm riecht, dann werde ich zwar nicht so lange da unten bleiben, aber ich werde sie garantiert immer noch attraktiv finden und selbst hoffen, dass sie sich nicht allzu viele Gedanken macht deswegen«, erklärt Ted (44, Logistikleiter).

Wie bereits erwähnt, haben manche Männer ganz bestimmte Vorstellungen, was die Behaarung im Schambereich betrifft. »Weniger ist mehr, wenn es um die Intimbehaarung geht«, meint Claude (34, Musiker). »Ich habe generell nichts gegen Schamhaar, aber Oralsex macht einfach weniger Freude mit Behaarung«, erklärt Simon (36, Programmierer). Sam (52, Musiker) behauptet sogar, dass »Oralsex am besten ist«, wenn der Intimbereich rasiert oder gewachst ist.

Dem Großteil der befragten Männer indes ist es einerlei, wie oft eine Frau sich den Intimbereich enthaaren lässt. »Wenn ein Mann es einer Frau oral besorgen will, dann ist es ihm egal, ob sie gerade erst von der Arbeit, aus dem Fitnessstudio oder von wo auch immer heimgekommen ist«, meint Ben (40, Architekt). »Wir wollen euch doch nur abheben lassen!«

Er ist kein Roboter
Ja, es stimmt, fast alle Männer wünschen sich, dass eine Frau sich beim Oralsex entspannt und sich keine Gedanken darüber macht, dass sie »zu lange brauchen« könnte.

Jack (52, Grafikdesigner) spricht für viele, wenn er uns Frauen versichert, dass »Männer viel länger durchhalten, als man glauben möchte. Es ist einfach großartig, wenn eine Frau dann kommt, auch wenn es mal etwas länger dauert.«

Auf der anderen Seite sollten Sie nie vergessen, dass ein Mann auch nur ein Mensch ist. »Manchmal versagt unsere Kiefermuskulatur irgendwann«, meint Tom (31, Anwalt), und Clay (31, städtischer Angestellter) erklärt, dass »es für das Genick schon ganz schön anstrengend werden kann, wenn man länger als 15 Minuten dort unten im Dschungel schuften soll.« Unterstützen Sie Ihren Partner, indem Sie die Hüften heben oder sie zur Not mit Kissen stützen. Man kann ihm auch den Vorschlag unterbreiten, einfach den Kopf zu bewegen (damit er seiner Zunge eine Auszeit gönnen kann, ohne die Position ändern zu müssen). Genauso gut kann er aber auch zur Abwechslung seine Finger benutzen.

Geben Sie bitte acht, dass Sie Ihren Partner nicht behandeln wie ein Objekt. »Mein Kopf ist keine Bowlingkugel, und meine Ohren sind nicht die entsprechenden Löcher dazu«, meint Matt (46, politischer Aktivist). »Wenn ich eine Frau ›dort unten‹ küsse, dann möchte ich nicht, dass sie mir die Finger in die Ohren steckt!«

Auch Folgendes sollten Sie wissen: Genau wie Sie selbst ihm nicht jedes Mal den unglaublichsten Blowjob besorgen können, weil Ihnen bisweilen die Energie dazu

---

Er sagt

Mal im Ernst, meine Damen, wenn es bei Ihnen länger als zehn Minuten dauert, dürften wir Ihnen dann den BBL empfehlen: den batteriebetriebenen Liebhaber? Wir besorgen Ihnen auch gern die passenden Batterien dazu!

---

fehlt, so kann auch er mal einen schlechten Tag haben. »Manchmal habe ich einfach keine Lust darauf«, gesteht Boris (43, Kreativdirektor). Aber da Sie mit Ihrem Partner ja sowieso darüber sprechen, was Sie beide wollen und was nicht, werden Sie das frühzeitig erfahren und etwas anderes machen, stimmt doch? Oder?

Und wenn alles umsonst war?

Selbst wenn sein Mund Ihnen normalerweise wahre Höhenflüge beschert, gibt es auch Tage, da weiß man genau, dass man nicht zum Orgasmus kommen wird. Setzen Sie sich nicht unnötig unter Druck. Wie unsere Umfrage gezeigt hat, wollen fast alle Männer, dass man mit ihnen spricht. Lassen Sie ihn wissen, wie viel Spaß Sie hatten, und dann lassen Sie sich überraschen, was sonst noch auf dem Programm steht!

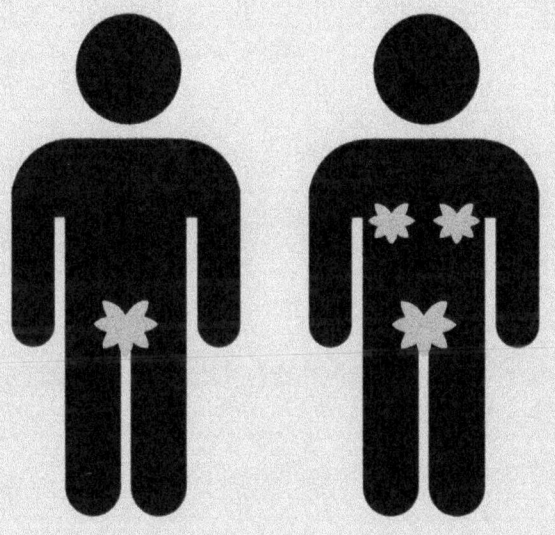

> »Es geht **nicht** darum, einen
> Rasenmäher in Gang zu setzen.«
>
> Rob (36, Verkäufer)

Vielleicht sind Sie ein echter Profi, was Ihre eigenen Werkzeuge betrifft. Aber wie sieht es mit seinen aus, wie gut können Sie damit umgehen? Ob man es nur tut, um sich auf den Hauptakt vorzubereiten, als kleine Aufwärmübung sozusagen, oder ob man ihm eine nette Überraschung im dunklen Kinosaal beschert, spielt keine Rolle, solange man weiß, wie man bei ihm Hand anlegt, damit er seinen Spaß hat. Wir haben eine Reihe von Männern gebeten, uns ihre geheimen Wünsche und Fantasien hinsichtlich der hohen Kunst der Handarbeit zu verraten. Ihre offenen Antworten werden Sie wahrscheinlich überraschen!

Was Frauen über Handarbeit wissen sollten

Sie haben das beste Stück Ihres Partners also herausgeholt. Was nun?

Benutzen Sie Gleitmittel

Wenn Sie aus diesem Kapitel nur eine Sache mitnehmen, dann bitte die folgende: Benutzen Sie immer ein Gleitmittel oder Ähnliches. »Schmiert mein Ding gut ein!«, sagt Rick (27, Student). Kaum einem Mann gefällt es, wenn er völlig ohne Gleitmittel befriedigt wird. »Wo viel Reibung ist, sollte auch viel Feuchtigkeit sein«, rät Sam (52, Musiker). Ja, es ist wirklich so, immer wieder gaben die von uns befragten Männer an, dass ein »Gleitmittel unentbehrlich ist«.

William (39, Unternehmensberater) bringt es auf eine einfache Formel: »Man sollte sich niemals an Eichel und Vorhaut zu schaffen machen, ohne ein Gleitmittel zu benutzen.« Ted (27, Produktionsassistent) nennt genau drei Dinge, die eine Frau seiner Meinung nach wissen sollte: »Sie muss wissen, wann er bereit ist, wann sie aufhören soll und wann es besser ist, ein Gleitmittel zu benutzen.«

Zu welchem Gleitmittel soll man greifen? Das hängt ganz davon ab, was man hinterher noch vorhat. Wenn man seinen Zauberstab als Vorspiel zum richtigen Sex streichelt, sollte man ein Gleitmittel auf Wasser- oder Silikonbasis benutzen (beachten Sie dazu bitte die Angaben auf dem Etikett). Erhältlich sind Gleitmittel in fast allen Apotheken und in größeren Drogeriemärkten, oder man bestellt sie einfach und bequem im Internet. Um herauszufinden, welche Gleitmittel die besten sind, haben wir Insiderinformationen aus einem Schwulen herausgekitzelt. Unser guter Freund Kyle Irish empfiehlt die Produkte auf Silikonbasis von den Herstellern Wet und Pjur. »Diese Mittel kommen Öl am nächsten«, meint er.

Benutzen Sie niemals ein Gleitmittel auf Ölbasis, wenn Sie ein Kondom verwenden, denn – und das ist wirklich sehr, sehr wichtig – das Öl greift das Latex des Kondoms an, wie Matt (46, politischer Aktivist) betont: »Die Wahl des Gleitmittels ist äußerst wichtig«, meint er. »Es gibt Gleitmittel, die sind für einen Handjob ganz gut, eignen sich aber nicht für normalen Sex. Ich nehme am liebsten Vaseline, weil das lange anhält, aber mir ist auch klar, dass man es nicht benutzen darf, wenn man Latexkondome verwendet. Deshalb nehme ich es auch nur, wenn ich genau weiß, dass wir hinterher keinen Sex mehr haben werden. Und manchmal ist ein Handjob einfach die einzige Möglichkeit für mich, zum Orgasmus zu kommen.«

Wenn Sie sich, aus welchem Grund auch immer, ausgiebig und *ausschließlich* der Handarbeit widmen wollen, dann stehen Ihnen in puncto Gleitmittel alle Optionen offen. Sie können beispielsweise mit Hand- oder Körperlotion beginnen, obwohl man davon ziemlich viel braucht, weil diese Mittel recht schnell in die Haut einziehen. »Eine Bodylotion ist so was wie die Stützräder, wenn man Fahrradfahren lernt«, meint Oliver (42, Erzieher). Wenn man sich dann etwas mehr zutraut und ein wenig kreativer werden möchte, kann man sich langsam an Massageöl heranwagen – oder sich in der Küche an Pflanzenölen bedienen, zum Beispiel Färberdistelöl, Traubenkernöl, Sonnenblumenöl oder Kokosöl. Unser Freund Kyle meinte, dass man selbst die Cold Cream von Ponds oder ein mineralisches Öl verwenden könnte. »Die kriegt man beide im Supermarkt, und sie fühlen sich einfach unglaublich gut an«, schwärmt er.

Selbstverständlich kann man notfalls auch immer den eigenen Speichel benutzen (wobei Sie uns aber versprechen müssen, dass Sie immer die allgemeinen Regeln zum Thema Safer Sex berücksichtigen). Speichel ist wohl die beste Wahl, wenn man die eigene Handarbeit zusätzlich mit ein paar oralen Leckerbissen krönen möchte.

Packen Sie (fest) zu

Sie haben ihn bzw. sein Glied nun in der Hand. Und jetzt? Packen Sie zu – und zwar fest. »Ihr braucht nicht allzu sanft zu sein«, rät Sam (46, Unternehmensberater). Sie sollten eher an einen Baseballschläger denken und weniger an teures Porzellan. »Er ist nicht zerbrechlich«, erklärt T.J. (42, Musiker), »also greift ruhig kräftig zu.« Tom (31, Anwalt) zieht den Vergleich mit einem Golfschläger, den man »nicht zu verkrampft, aber auch nicht zu locker in der Hand halten sollte«.

Einige Männer in unserer Umfrage hatten recht wertvolle Hinweise auf Lager. »Ein Mann mag es, wenn sein Penis eingehüllt ist, wenn er in einer Art Röhre steckt«, meint

Er sagt

Greifen Sie mit einer Hand das Handgelenk der anderen, halten Sie es fest, und heben Sie nun den ganzen Arm hoch. Der Druck, den Sie dabei auf Ihr eigenes Handgelenk ausüben, ist in etwa vergleichbar mit dem maximalen Druck, den Sie auf den Penis Ihres Partners ausüben sollten.

David (43, Systemadministrator). »Am besten also die Finger ganz weit spreizen, und so viel in die Hand nehmen, wie reingeht.« J.B. (50, Softwareentwickler) empfiehlt, »den Penis unten am Schaft ganz fest zu umklammern und mit Zeigefinger und Daumen gleichmäßigen Druck auszuüben (wenn auch nicht ausschließlich). Und dann am besten noch rauf über die Eichel streifen und wieder zurück.« Benutzen Sie dazu die gesamte Hand, wobei der Daumen oder der kleine Finger auf dem Peniskranz liegt, oder bilden Sie einen Ring aus Daumen und Zeigefinger.

Falls Sie sich nicht sicher sind, wie fest Sie ihn packen sollen, dann fragen Sie einfach!

Packen Sie ihn nicht zu fest

Ja, wir haben gesagt, Sie sollen fest zupacken. Aber es gibt fest – und es gibt zu fest im Sinne von schmerzhaft. »Es geht nicht darum, einen Rasenmäher in Gang zu setzen«, meint Rob (36, Verkäufer), und Brian (29, Filmemacher) fügt hinzu: »Ein Penis ist keine manuelle Gangschaltung. Man muss schon auf ein paar Details achten.« Dave (41, leitender Angestellter) bringt es auf den Punkt: »Brecht den Hebel bitte nicht gleich ab!«

Auch wenn einige Männer auf ein festes, beherztes Zupacken stehen, wollen andere eher sanft berührt werden. »Zu grob ist nicht gut«, meint George (50, Anwalt). Peter (58, Krankenpfleger) bittet darum, dass Frauen »sanft sein und bei einem gleichförmigen Rhythmus bleiben sollten«, und Richard (35, Lehrer) meint: »Es tut weh, wenn an der Haut gezogen wird oder wenn zu fest gedrückt wird, deshalb sollte man das Ding entweder mit viel Spucke feucht halten oder sich auf sanfte, behutsame Bewegungen beschränken.«

Er sagt

Ein schmerzverzerrtes Gesicht und gequälte Schreie (vonseiten des Mannes) sind der beste Hinweis darauf, dass Sie seinen Penis möglicherweise zu hart anpacken.

Denken Sie daran: Es ist völlig in Ordnung (und vielleicht sogar besser), langsam zu beginnen und die Intensität dann nach und nach zu steigern, da seine Ausstattung möglicherweise nicht gleich von Anfang an den Frontalangriff verkraften kann. »Manchmal reagiert die Eichel äußerst sensibel, wenn sie überstimuliert wird«, erklärt Alex (32, Manager). Deshalb sollte man »nicht gleich auf den Orgasmus abzielen«, rät Gene (64, Autor). »Für den Anfang reichen ganz sanfte und langsame Bewegungen.«

Wenn es so weit ist, braucht man nicht zu mutmaßen, wie viel Druck er gern hätte. Man kann ihn nämlich einfach fragen. So sagt zum Beispiel Robert (39, Anwalt): »Mein Penis ist ein Teil von mir; er ist nicht vollkommen unverwundbar. Man sollte ihn streicheln, wo und wie ich es gern möchte, und ihn mir nicht herauszureißen versuchen.«

Verschiedene Bewegungen erfüllen unterschiedliche Zwecke

Das bringt uns bereits zu unserem nächsten wertvollen Hinweis. Welchen Druck, welche Geschwindigkeit und welchen Rhythmus Sie wählen, hängt ganz von Ihrem Ziel ab. Soll es nur ein kleines Aufwärmtraining für den eigentlichen Sex werden? Oder ist der Handjob bereits das Hauptevent? »Wenn man mir einen runterholt, nur um mich zum Orgasmus zu bringen, dann ist das eine ganz andere Handbewegung, als wenn es lediglich Teil des Vorspiels ist«, erklärt Malcolm (34, Manager). Hier noch ein paar weitere Wortmeldungen:

»Wenn wir einmal mittendrin sind, hab ich es gern schnell.« – *Nigel (31, Wissenschaftler)*

»Abwechslung ist prima, ich mag nicht immer nur die gleiche Bewegung. Die Eichel ist viel sensibler als der Rest, allerdings fühlt es sich da auch viel besser an als am Schaft.« – *Boris (43, Kreativdirektor)*

Jeder Mann mag es anders

Wo wir schon von Geschwindigkeit sprechen: Der einzige Punkt, in dem sich die Befragten einig waren, war die Tatsache, dass eine gleichförmige Geschwindigkeit bei der Handarbeit für alle entscheidend ist – wobei es gegen Ende gern ein bisschen schneller werden darf. »Der Rhythmus sollte auf jeden Fall gleichförmig sein«, meint Bruce (31, Finanzplaner). »Und immer bei der Sache bleiben: Mit ständigen Unterbrechungen kommt man garantiert nicht zum Ziel«, fügt Greg (35, Softwaretechniker) hinzu.

Einige Männer empfehlen grundsätzlich, nicht zu schnell zu hantieren (denken Sie an den Abschnitt »Packen Sie ihn nicht *zu* fest«, S. 149 f.), bevor er nicht kurz vor dem Orgasmus steht. Dann erst sollte man ihm »in

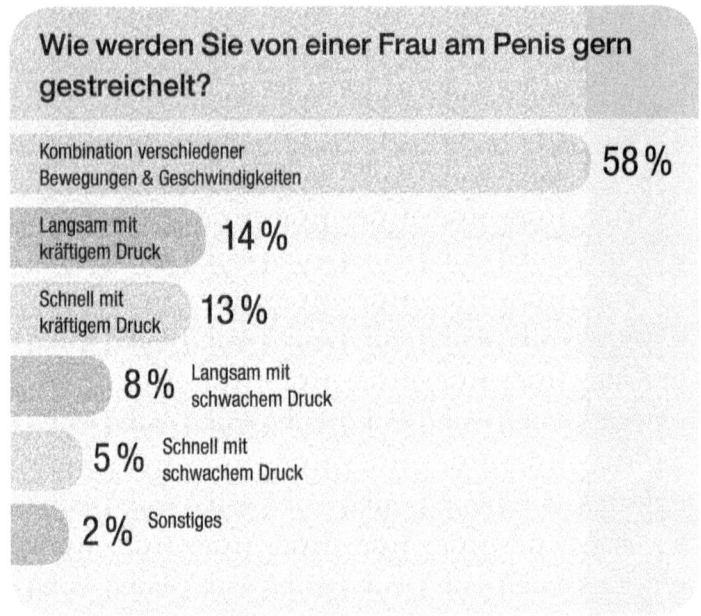

Wie werden Sie von einer Frau am Penis gern gestreichelt?

Kombination verschiedener Bewegungen & Geschwindigkeiten — **58 %**

Langsam mit kräftigem Druck — **14 %**

Schnell mit kräftigem Druck — **13 %**

8 % Langsam mit schwachem Druck

5 % Schnell mit schwachem Druck

2 % Sonstiges

die Augen schauen und schneller werden«, rät Rob (45, Unternehmensberater). »Ganz langsam und fest anfangen, dann langsam schneller werden, und erst zum Schluss darf man einen Gang zulegen«, empfiehlt Mike (23, Student). »Erst langsam, dann schneller, mit festem Druck«, das funktioniert bei Marcus (47, Geschäftsführer).

Tatsächlich ist der Großteil der befragten Männer (58 Prozent) glückselig, wenn man sie mit einer Mischung aus verschiedenen Bewegungen und unterschiedlich schnell behandelt. »Wie beim Oralverkehr auch, kann

Er sagt

Bitten Sie Ihren Partner, vor Ihnen zu masturbieren, damit Sie sehen, wie er seinen kleinen Mann hält und behandelt. Schließlich gibt es einen triftigen Grund, weshalb Woody Allen Selbstbefriedigung als »Sex mit jemandem, den man wirklich liebt« bezeichnet.

die immer gleiche Berührung auf Dauer dazu führen, dass man immer weniger empfindet«, sagt Dan (38, Immobilienmakler).

Welches ist der beste Weg, um herauszufinden, worauf Ihr Partner steht? Wie beim Oralsex sollten Sie experimentieren, seine Reaktionen beobachten, und wenn alles andere nichts hilft, dann fragen Sie ihn eben. Ein offenes Gespräch hat noch niemandem geschadet – und schon gar nicht im Schlafzimmer.

Letzten Endes ist das Timing entscheidend. »Eine Frau sollte ein Gefühl dafür haben, wie nah ein Mann dem Orgasmus ist«, meint Allen (34, Filmproduzent). Schätzen Sie seine Reaktionen auf das, was Sie tun, ab. Manche Männer, wie beispielsweise Morgan (27, Finanzberater), haben nur eine Bitte: »Hört nicht zu früh auf!«

Finden Sie heraus, was er gerne hat

Weil jeder Mann anders ist, lohnt es sich, in Erfahrung zu bringen, worauf der eigene Partner in Sachen Handarbeit steht. Mag er es, wenn Sie »die Unterseite berühren«, wie zum Beispiel Robb (59, Wissenschaftler)? Oder hat er es gern, wenn man »mit seiner Eichel spielt«, wie es Xavier (40, Techniker) bevorzugt? Am besten ist es, sich einfach zu erkundigen: »Man darf mich ruhig fragen, wie ich es gern mag«, sagt Jordan (45, Marketingdirektor). Oder legen Sie Ihre Hand auf seine, und bitten Sie ihn, es Ihnen zu zeigen. Und dann machen Sie es ihm einfach nach. »Lassen Sie sich von einer männlichen Hand leiten«, meint Claude (34, Musiker). »Es kann echt frustrierend sein, wenn es zu langsam geht oder zu lange dauert.«

Manchmal reicht es auch, einen Mann zu beobachten, wenn man wissen will, was ihm gefällt. »Eine Frau sollte auf die körperlichen Reaktionen ihres Partners achten«,

Er sagt

Wie bei allem im Leben macht Übung auch hier den Meister, also verzweifeln Sie nicht gleich, wenn Sie nicht schon beim ersten Versuch alles perfekt machen. Wir Männer schätzen Ihre Mühen, und wir finden es toll, wenn eine Frau bereit ist zu lernen.

meint Marcus (47, Geschäftsführer). »Wie fest man ihn in die Hand nehmen darf und wie schnell man sein soll, das alles muss einfach passen.« Deshalb ist es auch so wichtig, dass man miteinander redet (wer hätte das gedacht?). »Packen Sie nicht einfach kräftig zu und schieben dann die Haut rauf und runter!«, warnt Ted (44, Logistikleiter). »Es ist gar nicht so leicht, sanft und doch fest rauf- und runterzugleiten, ohne dass es unangenehm zieht an der Haut. Deshalb sollte eine Frau mit mir reden, damit wir uns in der Sache einig sind.«

Merken Sie sich, dass hier wie in allen Bereichen der Sexualität die folgende goldene Regel gilt: »Wie möchtet *ihr*, dass es sich für euch anfühlt?«, fragt Pete (51, Künstler). »Man imitiert ja quasi den sexuellen Akt, also bietet es sich an, dass man sich vorstellt, die Hand entspricht im Grunde dem Körper.«

Es ist (meistens) nicht das höchste aller Ziele

Obwohl ein guter Handjob traumhaft schön sein kann, ist er für die meisten Männer nicht die Hauptattraktion. »Wir haben viel lieber Sex«, sagt Dave (40, Analyst). Patrick (40, Schriftsteller) meint: »Es ist schon ganz schön, aber es wird einem Blowjob oder richtigem Sex nie das Wasser reichen können.« Ihr Partner selbst kennt sein bestes Stück schon am längsten und weiß deshalb, welche besonderen Vorlieben er hat. Clay (31, städtischer Angestellter) zum Beispiel meint: »Ich kann es mir im

Grunde am besten selbst besorgen. Verdammt, ich mach das immerhin schon, seit ich 13 bin!« Andere Männer hingegen bevorzugen es, auf ganz andere Weise zum Orgasmus gebracht zu werden. »Ein Handjob sollte nie zu lange dauern«, betont Serge (27, Student), »und so will ich eigentlich nicht kommen.«

Bei anderen Männern wiederum funktioniert Handarbeit ziemlich gut – vor allem, wenn sie damit überrascht werden:

»Es ist eine großartige Alternative, wie man einem Kerl einen richtig intensiven Orgasmus beschert. Ja, Mädels, wir besorgen es uns ständig selbst, aber wenn uns jemand anderer auf diese Weise berührt, dann fühlt sich das erst so *richtig* gut an.« – *Patrick (41, Marketingexperte)*

»Manchmal fühlt ein Handjob sich sogar besser an als normaler Geschlechtsverkehr oder Fellatio.« – *Jack (52, Grafikdesigner)*

»Das ist immer besser als nichts. Wenn eine Frau müde ist und keine Lust auf einen Blowjob oder Sex hat, dann gibt sich ein Kerl auch damit zufrieden – *aber man sollte auf jeden Fall ein Gleitmittel benutzen!*« – *Walt (27, Marketingmanager)*

Er sagt

Vielleicht ist »Handjob« der falsche Ausdruck. Im Grunde geht es darum, den Mann manuell zu stimulieren (aber das lässt sich auch mit jedem anderen Körperteil, mit dem man die Genitalien imitieren könnte, bewerkstelligen). Es gibt keine allgemeingültige Regel, die besagt, dass es sich unbedingt um die Hand handeln muss und dass man sich ausschließlich auf den Penis konzentrieren soll. Die rechte Hand streichelt das Glied, die linke Hand die Hoden, gleichzeitig Küsse auf den Bauch – alles ist erlaubt.

»Es ist dieses Überraschungsmoment, was es so besonders macht. Wenn es zu einem Zeitpunkt passiert, an dem man es überhaupt nicht erwartet, dann ist es einfach großartig.« – *Bob (28, Ingenieur)*

Noch eine Bemerkung zum Schluss: Es kann supererotisch sein, ihn anzufassen, während beide noch komplett bekleidet sind, aber scheuen Sie sich nicht, Ihre Hände einzusetzen, nachdem die Hüllen bereits gefallen sind. »Wenn beide nackt sind, macht es viel mehr Spaß«, meint Mike (23, Student).

Die besten Handtechniken

Welche manuellen Stimulationstechniken haben es in die Handjob-Hall-of-Fame geschafft? Wie zum Thema Oralverkehr, haben wir die Männer auch nach den tollsten manuellen Techniken gefragt, die eine Frau jemals bei ihnen angewendet hat. Die Antworten lassen sich in acht Kategorien unterteilen.

Sie tanzte den beidhändigen Tango

Wenn Sie gerade mit einer Hand beschäftigt sind, dann sitzen Sie nicht einfach so da und betrachten Sie gelangweilt die Nägel der anderen. Packen Sie ruhig mit beiden Händen an:

»Sie hat mit einer Hand den Schaft bearbeitet, mit einer leichten Drehbewegung oben an der Eichel, und mit der anderen hat sie meine Hoden liebkost.« – *Malcolm (34, Manager)*

»Sie hat mit beiden Händen gleichzeitig gearbeitet, aber ganz unterschiedliche Techniken angewendet ... Das war absolut unglaublich!« – *Sam (52, Musiker)*

»Sie ist mit beiden Händen von unten nach oben gefahren, mit einer leichten Drehbewegung am

Schluss. Sie ist kein einziges Mal nach unten geglitten. Das war unglaublich.« – *Jordan (45, Marketingdirektor)*

»Mit beiden Händen und einer leichten Drehung und mit viel Gleitmittel.« – *John (24, Bauunternehmer)*

»Beide Hände und viel Öl.« – *Randy (45, Lehrer)*

Sie hat ein ganzes Buffet serviert

Wie beim Oralsex ist auch bei der Handarbeit nicht zwingend ein Entweder-oder notwendig – den bleibendsten Eindruck hinterlassen immer noch diejenigen Handjobs, bei denen neben den Händen auch der Mund beteiligt ist:

»Sie hat mich gleichzeitig gestreichelt und an mir gesaugt.« – *Bruce (31, Finanzplaner)*

»In Kombination mit einem Blowjob.« – *Joe (59, Unternehmensberater), Peter (58, Krankenpfleger), Andy (45, Elektriker), Pete (51, Künstler), Chris (34, Softwareentwickler) und viele weitere!*

»Sie hat viel Spucke benutzt und ist mit Gesicht und Mund ganz nah rangegangen.« – *Serge (27, Student)*

»Erst mit der Hand und dann mit dem Mund.« – *Ted (44, Logistikleiter)*

Außerdem sollte man nie die unmittelbare Umgebung außer Acht lassen: »Mein umwerfendstes Erlebnis war, als sie es mir mit der Hand besorgte und mich gleichzeitig überall sonst berührte – an den Hoden, am After und so weiter«, sagt Patrick (41, Marketingexperte)

Sie hatte eine ganz eigene Technik

Manchen Männern hat die individuelle Technik ihrer Partnerin ein unvergessliches Erlebnis beschert:

»Sie hat mir in die Augen geschaut, während sie mich genau so gestreichelt hat, wie ich das gerne mag … Meine Hände lagen auf ihren Brüsten … wow. Nur eine einzige Frau hat mich jemals mit einem Handjob zum Orgasmus gebracht. Das war echt Wahnsinn.« – *Marcus (47, Geschäftsführer)*

»Sie hat es mir mit der Hand besorgt, während ich noch meine Unterwäsche anhatte. Und nach dem Orgasmus hat sie noch ein Weilchen weitergemacht. Ich krieg immer noch eine Gänsehaut, wenn ich daran denke.« – *Matt (46, politischer Aktivist)*

»Nichts Außergewöhnliches eigentlich, nur dass sie mich manchmal genau richtig anfasst an der Unterseite und an der Eichel, beide recht sensibel, und auch das richtige Timing hat. Irgendwie gleitet sie dann von unten um den Schaft rum, dann hoch und wieder zurück.« – *Simon (36, Programmierer)*

»Sie hat mich überall gestreichelt, aber hauptsächlich hat sie mit der Hand eine Bewegung nach unten gemacht, war wie beim Eindringen.« – *Sam (46, Unternehmensberater)*

»Sie hatte eine ganz eigene Art, ihn mit Daumen und Zeigefinger zu greifen.« – *Paul (29, Doktorand)*

»Ihre Hand war total feucht, und mit einer Technik, die irgendwie an Teigkneten erinnerte, hat sie sich vor allem an der Eichel zu schaffen gemacht.« – *Dave (41, leitender Angestellter)*

Sie hatte ein gutes Rhythmusgefühl

Die besten Handjobs sind die, bei denen eine Frau den richtigen Rhythmus findet und diesen auch beibehält. »Sie hat kräftig Druck ausgeübt, dabei fing sie ganz langsam an und wurde dann immer schneller, als ich immer heftiger keuchte«, meint T.J. (42, Musiker). »Irgendwie ist sie meiner Erregung entgegengekommen.«

Sie wählte einen ausgefallenen Ort

Für viele der befragten Männer fand der unvergesslichste Handjob außerhalb des Schlafzimmers statt:

»Sie hat meinen Penis immer wieder in der Öffentlichkeit getätschelt und angefasst (im Kino und so).« – *Patrick (40, Schriftsteller)*

»Auf der Golden Gate Bridge.« – *Robb (59, Wissenschaftler)*

»Sie hat mir einmal an einem heißen Sommertag am See einen runtergeholt. Dazu hat sie Sonnencreme benutzt. Einfach unglaublich.« – *Ben (40, Architekt)*

»Abgesehen davon, dass es einfach toll ist, wenn man sich bei einem Handjob küsst, finde ich, dass es nicht auf die Technik ankommt, sondern auf die richtige Location, zum Beispiel irgendwo, wo man es nicht erwarten würde (wie im Theater).« – *Richard (35, Lehrer)*

»Für mich ist ein Handjob während einer Autofahrt das Größte.« – *Bob (28, Ingenieur)*

Sie hat auch am Hintereingang angeklopft

Manche Frauen wissen, dass verbotene Zonen zuweilen die größte Freude bereithalten, wenn man sie bei einem Handjob zu stimulieren weiß:

»Sie hat einen Porno eingelegt, sich sexy angezogen und mich mit einer Hand und viel Gleitmittel gestreichelt, während ihre andere Hand in mir war und Druck auf meine Prostata ausübte.« – Rob (45, Unternehmensberater)

»Während sie mich mit der einen Hand gestreichelt hat, hat sie mit der anderen an meinem Anus rumgespielt.« – Allen (35, Filmproduzent)

Sie hat es mit Exotischerem versucht

Manchmal sind es auch ganz unerwartete Techniken, die zu einem unvergesslichen Handjob führen:

»Sie hat mir eine von diesen Penismanschetten aus Silikon übergestülpt und es mir dann mit der Hand besorgt. Echt verrückt.« – William (39, Unternehmensberater)

»Sie lag auf dem Boden und hat ihren gesamten Körper bewegt, während sie meinen Penis in der Hand hielt.« – Luke (32, Student)

»Sie hat dabei nackt auf mir gesessen.« – *Mike (23, Student)*

»Sie hat mir einen runtergeholt und dabei die Domina gespielt. Hat mich runtergemacht und mich gezwungen, an ihren Zehen zu lutschen.« – *Nigel (31, Wissenschaftler)*

»Das tollste Erlebnis hatte ich mit einer asiatischen Masseurin. Die hat echt jeden einzelnen Nerv und jeden Muskel in der Leistengegend gekannt und wusste genau, wie sie mich am besten stimuliert.« – *Rob (36, Verkäufer)*

Nichts von alledem

Dann gibt es tatsächlich auch noch Männer, die die Handarbeiten ihrer Partnerinnen total kaltlassen:

»Ich hab noch keinen richtig tollen Handjob erlebt.« – *Tom (31, Anwalt)*

»Ach nö.« – *Xavier (40, Techniker)*

»Es gab nichts Besonderes.« – *George (50, Anwalt)*

Masturbation: Er sieht gern zu

Natürlich wäre es am besten, ihm beim Masturbieren zuzusehen, um herauszufinden, wie er es gernhat. Die meisten Männer – 47 Prozent in unserer Umfrage – stehen drauf, wenn man sie beim Masturbieren beobachtet, und nutzen liebend gern die Gelegenheit, ihren Partnerinnen zu zeigen, wie sie es am liebsten haben. Aber 35 Prozent meinten auch, dass es sie zwar nicht stört, wenn man ihnen zusieht, dass es ihnen aber auch nicht wirklich etwas gibt. 18 Prozent sind schlichtweg zu schüchtern, um sich dabei beobachten zu lassen.

Es ist leider wahr, dass der Großteil der Menschen so konditioniert ist, dass ihnen Selbstbefriedigung peinlich ist. Vielleicht ist es einem Mann unangenehm zuzugeben, dass er sich selbst befriedigt, obwohl es kein Geheimnis ist, dass viele glücklich liierte Herren es sich regelmäßig selbst besorgen. Falls Ihr Partner Hemmung hat, können Sie ihm helfen, sich wohler zu fühlen. Legen Sie einfach einmal Ihre Hand auf seine, und führen Sie seine Hand zu seinem Penis. Ermutigen Sie ihn, so lange zu masturbieren, bis er sich selbst zum Orgasmus gebracht hat und auf Ihren Bauch ejakuliert – viele Männer wären dankbar, wenn sie die Gelegenheit einer ganz privaten Neuinszenierung dieses Pornofilmklischees bekämen. Oder Sie leisten ihm Gesellschaft und besorgen es sich selbst und ermuntern ihn so (Sie masturbieren also gemein-

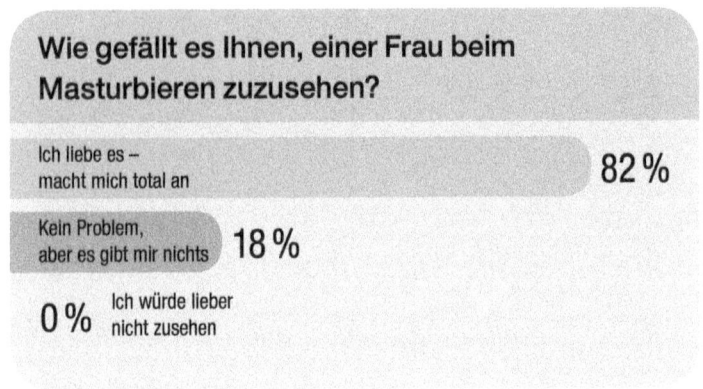

Wie gefällt es Ihnen, einer Frau beim Masturbieren zuzusehen?

Ich liebe es – macht mich total an **82 %**

Kein Problem, aber es gibt mir nichts **18 %**

0 % Ich würde lieber nicht zusehen

sam). Zeigen Sie ihm, dass Ihnen das gefällt und es Sie antörnt; und versichern Sie ihm, dass Sie total darauf abfahren, ihm zuzuschauen.

Tatsächlich stehen die Chancen extrem gut, dass er *Ihnen* gern einmal dabei zusehen würde, wie Sie sich selbst verwöhnen. Ganze 82 Prozent der von uns befragten Männer gaben an, dass es sie total antörnt, einer Frau beim Masturbieren zuzugucken. Nicht ein einziger Mann hatte etwas dagegen, eine Frau dabei zu beobachten.

Was macht Männer dabei so an, wenn sie sehen, wie eine Frau sich selbst berührt? Nun, die Sache ist ganz einfach: Ihre Erregung erregt ihn! »Ich liebe es, einer Frau zuzusehen, wie sie sich selbst befriedigt, weil ich gerne sehe, wenn eine Frau erregt ist und wie sie kommt«, sagt Jordan (45, Marketingdirektor). »Außerdem hat es etwas Verbo-

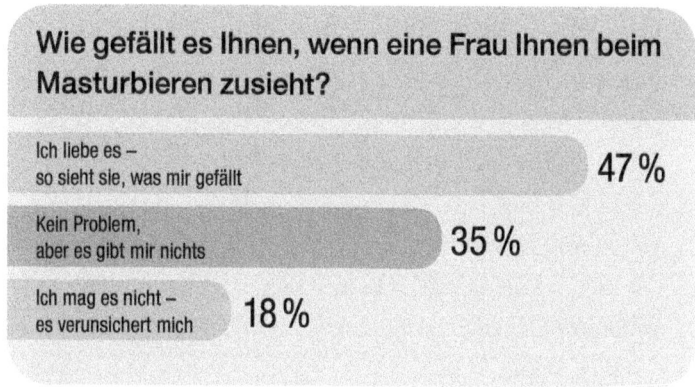

Wie gefällt es Ihnen, wenn eine Frau Ihnen beim Masturbieren zusieht?

Ich liebe es – so sieht sie, was mir gefällt	**47 %**
Kein Problem, aber es gibt mir nichts	**35 %**
Ich mag es nicht – es verunsichert mich	**18 %**

tenes, und das törnt mich an. Und noch dazu lernt man auf diesem Weg, wie sie es gern hat.«

Patrick (40, Schriftsteller) meint: »Für mich ist es das Höchste, zu sehen und zu hören, wie erregt sie ist. Ich liebe es; normalerweise kann ich mich gerade noch zurückhalten, nicht gleich mitzumachen. Ich finde es auch toll, wenn sie hin und wieder ihre Hand auf meine legt und sie zum Masturbieren benutzt. Für mich auch immer höchst informativ.«

»Das ist etwas äußerst Intimes«, meint Mike (23, Student). »Man lernt viel dabei. Außerdem steht man nicht so unter Druck, seine Sache gut zu machen, wenn man nur derjenige ist, der zusieht. Und nicht zuletzt macht einen das wie jeder andere sexuelle Akt total an!«

Einige Männer gaben an, dass ihnen das Wichtigste am Zusehen die Chance ist, etwas zu lernen. »Man kann be-

Er sagt

Jeder kennt das: Manchmal ist man einfach zu müde für richtigen Sex, aber zum Orgasmus kommen würde man trotzdem gern. Das ist die ideale Gelegenheit, um gemeinsam zu masturbieren. Weniger Arbeit, dasselbe Ergebnis, und man genießt trotzdem die Gegenwart des anderen.

obachten, wie sie am Ende total befriedigt ist, ohne dabei ständig im Kopf haben zu müssen, dass sie ihre Lust teilen oder einen Gefallen erwidern muss«, meint Dan (38, Immobilienmakler).

Lassen Sie Finger sprechen

Es ist ja allseits bekannt, dass Männer eher visuell orientiert sind, und deshalb gibt es für sie auch nichts Schöneres, als zu sehen, wie eine Frau sich selbst befriedigt und sich ausgelassen ihrer Sexualität hingibt. »Für mich ist es ein Beweis, dass sie Sex an sich einfach genießt«, meint Nigel (31, Wissenschaftler). Von einer derartigen Demonstration profitieren zudem alle Beteiligten. Für Schüchternheiten gibt es hier überhaupt keinen Grund.

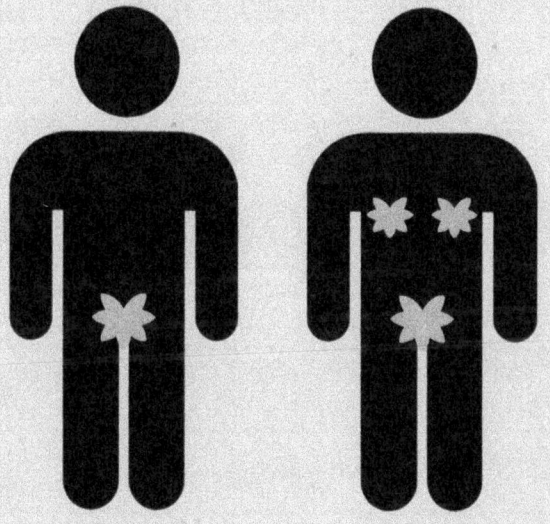

> »Bei mir steigt die Erregung, je erregter meine Partnerin ist. Eine Frau sollte sich also unbedingt auch auf ihre eigene Lust konzentrieren.«
>
> Randy (45, Lehrer)

In diesem Kapitel tischen die Männer uns nun endlich alles über den Geschlechtsverkehr an sich auf. Gefällt es ihnen, wenn während des Akts schmutzige Sachen gesagt werden, oder schweigen die Gentlemen lieber und genießen? Welche Stellungen sind ihnen am liebsten? Welche würden sie gerne einmal ausprobieren? Helfen Kegelübungen tatsächlich? (Falls Sie nicht wissen, was Kegelübungen sind, dann sollten Sie im Abschnitt »Sexuelle Fitnessübung«, S. 271 f., gut aufpassen!) Sollte man einem Mann gestehen, wenn man nicht einmal ansatzweise in die Nähe eines Orgasmus kommt? All diese Fragen und noch viele mehr haben wir den Männern gestellt.

Was Frauen über »den Akt« wissen sollten

Wenn ein Mann sich etwas aussuchen könnte, was seine Partnerin unbedingt über den Geschlechtsakt wissen sollte, was wäre das wohl? Wir haben zwar allerhand unterschiedliche Antworten auf diese Frage erhalten, aber eines hat sich ganz klar herauskristallisiert.

Es ist erregender für *ihn*, wenn *Sie* erregt sind

Männer wünschen sich vor allem, dass ihre Partnerinnen im Bett Spaß haben. So einfach ist das. Tatsächlich würden die Männer, die bei unserer Umfrage mitgemacht haben, angeblich alles tun, damit das so ist. »Ich gehe davon aus, dass man selbst etwas davon hat, wenn man es möglichst schön für sie gestaltet«, meint T.J. (42, Musiker). »Männer hassen es, wenn eine Frau einfach alles passiv über sich ›ergehen‹ lässt. Die meisten Kerle törnt es an, wenn die Partnerin angetörnt ist.« Eine ganze Reihe der Befragten stimmte T.J. darin zu und gab außerdem an, sich sogar zu wünschen, ihre Partnerinnen wären noch egoistischer – und zwar aus ebenso egoistischen Beweggründen. »Ich bin viel erregter, wenn ich spüre, dass meine Partnerin erregt ist«, erklärt Randy (45, Lehrer), »deshalb ist es so wichtig, dass eine Frau sich auf ihre eigene Lust konzentriert.«

Tatsächlich gibt es für die Männer nichts Schlimmeres

als eine Partnerin, die einzig aus einem Pflichtgefühl heraus Sex mit ihnen hat. »Sex sollte Spaß machen und keine lästige Pflicht oder ein Zwang sein«, meint Brian (37, Unternehmer). Rob (36, Verkäufer) gibt an: »Es ist einfach unerträglich, wenn eine Frau bloß so daliegt.« Eine Frau sollte auch niemals denken, sie könne ihrem Partner Leidenschaft vorgaukeln. »Man kann ganz genau erkennen, wenn eine Frau nicht wirklich Spaß an der Sache hat«, verrät Peter (58, Krankenpfleger).

Er sagt

Sex und Pizza: Beides schmeckt auch kalt ganz gut, aber *heiß* genossen ist es einfach viel besser.

Für viele der Befragten liegt der Spaß am Sex zum größten Teil darin, dass sämtliche Hemmungen fallen gelassen werden. »Frauen sollten sich viel mehr gehen lassen und die Sache einfach schamlos genießen«, meint Marcus (47, Geschäftsführer). »Sie sollten sich keine Gedanken darüber machen, was ich wohl über sie denke. Lasst einfach die Sau raus!« Je freier man im Kopf ist und je mehr man den Augenblick genießt, desto besser. »Sex ist eine Art Kommunikation zweier Körper, deshalb sollte das Bewusstsein ausgeschaltet sein«, meint Andy (45,

Elektriker). Beim Sex sollte man niemals einen Gedanken darauf verschwenden, dass die Frisur nicht hundertprozentig sitzt. »Je schmutziger und verschwitzter Sex ist, desto besser«, findet Rick (27, Student).

Die schiere Begeisterung ist also tausendmal mehr wert als jede noch so ausgefeilte Technik. »Frauen sollten sich darüber im Klaren sein, wie unglaublich toll Sex sich für uns Männer anfühlt«, meint Patrick (41, Marketingexperte). »Und es gibt keine ›schlechten‹ Stellungen, solange alle Beteiligten Spaß daran haben.«

Er will, dass Sie kommen, ehrlich!

Männer wollen nicht nur, dass eine Frau im Bett Spaß mit ihnen hat. Sie möchten auch, dass sie es richtig genießt und dass sie einen Wahnsinnsorgasmus erlebt. Sprechen Sie uns daher bitte nach: Es ist *nicht* egoistisch, sich auf seinen eigenen Orgasmus zu konzentrieren. »Frauen sollten ihren eigenen Orgasmus niemals hintanstellen, denn ihr Partner wird auf jeden Fall einen haben, komme, was wolle«, meint Walt (27, Marketingmanager). »Außerdem törnt es mich wahnsinnig an, wenn ich eine Frau kommen höre.« Jordan (45, Marketingdirektor) pflichtet ihm bei: »Haltet euch nicht zurück«, sagt er. »Zeigt uns, wie oft ihr zum Orgasmus kommen könnt. Ich schaff das nur ein Mal, also werft alle Hemmungen über Bord und genießt es. Das Erotischste, was eine Frau zu einem Mann sagen kann, ist: ›Ich komme!‹.«

Es bedeutet ihm wirklich viel

Ganz gleich, was wir in den Medien über Männer und Sex ständig hören oder lesen, sie sind »nicht einzig und allein darauf aus, selbst zum Orgasmus zu kommen!«, sagt zum Beispiel Sam (52, Musiker). Dem stimmt auch Jack (52, Grafikdesigner) zu. »Wir wollen mehr als das – ganz ehrlich«, sagt er, und Steve (27, Kellner) fügt hinzu: »Es ist mehr für uns als einfach nur reiner Geschlechtsverkehr.«

In der Abwechslung liegt die Würze

Auch wenn es mit einem Partner gut läuft, schadet es nicht, hin und wieder für etwas Abwechslung zu sorgen. Denn in einem waren sich alle von uns befragten Män-

Er sagt

Wenn ein Mann tatsächlich nur einen Orgasmus haben will, dann kann er sich genauso gut auf die Couch legen, sich einen Porno ansehen und selbst Hand an sein Ding legen. Aber wir nehmen nicht umsonst all die Mühen auf uns und waschen uns, gehen mit der Angebeteten in tolle Restaurants/Clubs/auf Partys und tun so, als würden wir uns für all ihre Probleme und ihre irrationalen Ängste interessieren, denn letzten Endes haben wir viel lieber Sex mit einer Frau als mit uns allein.

Er sagt

Die beste Lüge, die ich je aus dem Mund einer Frau gehört habe, ist folgende: »Oooh, *das* hab ich ja noch nie probiert!« Mir war klar, dass sie log, aber irgendwie habe ich mich trotzdem wie ein echter Held gefühlt.

ner einig: Abwechslung ist wichtig, wenn Sex spannend und aufregend bleiben soll. »Wenn man immer wieder die gleiche Position wählt, dann wird das früher oder später langweilig«, meint Claude (34, Musiker). Eine Frau sollte sich also nicht scheuen, ihren Partner ab und zu auch mal aufs Kreuz zu legen. »Es macht Spaß, verschiedene Stellungen durchzuprobieren, bevor man zum Orgasmus kommt«, bemerkt Patrick (40, Schriftsteller).

Andererseits sollte man sich selbst nicht unter Druck setzen und meinen, man müsste sich jedes Mal so sehr ins Zeug legen, als wollte man Geschichte schreiben. »Sex muss nicht immer an athletische Höchstleistungen grenzen, romantische Glückseligkeit bewirken und noch besser sein als alles, was es je gab im Universum«, meint Robert (39, Anwalt). »Manchmal reicht es auch schon, einfach nur stinknormalen Sex zu haben.«

Gemeinsame Gespräche sind wichtig

Sämtliche Stellungen des Kamasutra sind sinnlos, wenn man mit dem Partner nicht darüber spricht, was man im Bett gernhat und was nicht. »Kommunikation ist wirklich entscheidend«, meint Allen (35, Filmproduzent). Die Männer, die wir befragten, möchten von einer Frau zu ihren erogenen Zonen geführt werden. »Eine Frau sollte ehrlich sagen, was sie will, damit ich weiß, was sie braucht«, rät Dave (41, leitender Angestellter), und J.B. (50, Softwareentwickler) meint: »Ihr braucht uns nichts vorzumachen. Ich bin mir sicher, dass sich immer ein Weg findet, wie man eine Frau zum Orgasmus bringt. Sie muss mir nur ein wenig dabei helfen.«

Wo wir gerade davon sprechen: Wenn eine Frau schon kurz vorm Orgasmus ist, sollte sie es ihren Partner unbedingt auch wissen lassen! »Ich mag es, wenn eine Frau mit mir spricht, wenigstens das Nötigste – ich will wissen, wie weit sie ist«, meint Brian (29, Filmemacher). »Wenn sie kurz davor ist zu kommen, dann will ich das wissen, damit ich meinen eigenen Orgasmus richtig timen und gleichzeitig mit ihr kommen kann.«

Indem man sich ihm mitteilt, erhöht man sogar noch die Wahrscheinlichkeit, dass das Timing tatsächlich stimmt. Ted (44, Logistikleiter) sagt dazu: »Glaub mir, Liebling, ich möchte für dich am liebsten ewig durchhalten und fände es toll, wenn wir beide gleichzeitig kämen, aber ich bin auch nur ein Mensch (und vor allem ein Mann!) und könnte die Kontrolle verlieren, wenn wir nicht miteinander reden und uns ›auf dem Laufenden halten‹.« Dass der Großteil der Männer gern länger durchhalten würde, bestätigt auch Simon (36, Programmierer): »Leider funktionieren wir so, dass wir darüber reden müssen, damit es tatsächlich klappt.« Man sollte seinen Partner auch unbedingt wissen lassen, ob man lieber einen Quickie oder ein längeres Liebesspiel hätte. »Gebt uns doch bitte einen Tipp, wie lange ihr es gern hättet«, fordert Richard (35, Lehrer). »Und dann kooperiert ein bisschen, damit wir euch euren Wunsch erfüllen können, denn die Technik ist entscheidend, ob wir nun schnell zum Orgasmus kommen oder ob wir länger durchhalten.«

Übrigens: Es ist völlig in Ordnung, Ihren Partner darauf hinzuweisen, wenn Sie nicht mehr können oder wollen (selbstverständlich mit netten Worten). »Sagt uns doch bitte um Himmels willen, wenn ihr genug habt!«, meint David (43, Systemadministrator). Der Meinung ist auch Alex (32, Manager): »Gebt uns unbedingt einen Wink, bevor ihr schlappmacht oder euch irgendetwas wehtut.«

Zu guter Letzt sollte man sich darüber im Klaren sein, dass Kommunikation nicht allein bedeutet, dass man ihm sagt, wo es langgeht. Man sollte sich ruhig auch darüber austauschen, wie gut es einem gefällt. »Lasst euch gehen, führt euch auf wie eine Schlampe, schreit, sagt schmutzige Dinge, zeigt uns, dass ihr Spaß habt«, ermuntert Rob (45, Unternehmensberater) die Frauen. »Es ist toll, wenn sie laut ist«, meint auch Mike (23, Student). »Lasst euch also nicht davon abhalten, laut zu schreien.«

Er sagt

Worte als Feedback sind toll, aber nicht immer notwenig. Andererseits ist es auch nicht gut, einfach nur wimmernd dazuliegen. Denn dann denken wir, dass wir irgendwas falsch gemacht haben.

Ergreifen Sie die Initiative

Wir haben zwar bereits darüber gesprochen, aber es schadet gewiss nicht, das Folgende noch einmal zu betonen: Der Großteil der Männer begrüßt es, wenn eine Frau hin und wieder den ersten Schritt macht. »Ich finde es total heiß, wenn eine Frau die Initiative ergreift«, meint Chris (34, Softwareentwickler). »Ich wünschte, die Frauen wüssten, wann sie das Kommando übernehmen sollten (oder dass sie ruhig öfter mal die Führung übernehmen dürfen)«, ergänzt Ted (27, Produktionsassistent).

Überlegen Sie doch mal, wie zermürbend es auf die Dauer wäre, wenn man immer den ersten Schritt tun oder sich ständig was Neues überlegen müsste, um für Abwechslung zu sorgen. »Wir versuchen uns dauernd was Neues auszudenken«, meint Paul (29, Doktorand).

»Ergreift doch auch mal die Initiative. Ihr könnt euch mit ziemlicher Sicherheit darauf verlassen, dass uns euer Vorschlag gefallen wird.« Boris (43, Kreativdirektor) weist auf Folgendes hin: »Es macht Spaß zu experimentieren. Versucht es mit unterschiedlichen Stellungen und übernehmt ruhig mal die Führung.«

Wenn eine Frau das Kommando übernimmt, dann ist zudem die Chance höher, dass sie im Bett das bekommt, was *sie* sich wünscht. Ein Mann, der im Bett einigermaßen einfühlsam ist, wird nichts dagegen haben, dass seine Partnerin zur Abwechslung einmal nur an ihre eigene Befriedigung denkt. »Ich mag es, wenn eine Frau bestimmt, wie schnell es gehen soll«, meint Matt (46, politischer Aktivist). »Ich achte normalerweise schon sehr darauf, was eine Frau braucht, und wenn sie die Führung übernimmt, kann ich sicher sein, dass ich nicht zu schnell oder zu heftig bin und dass sie feucht genug ist.«

Lassen Sie sich Zeit

Denken Sie immer daran, dass es beim Sex vor allem auf das richtige Timing ankommt. Wenn man sich nach einem langen, zärtlichen Liebesspiel sehnt, dann sollte man es eher langsam angehen. »Wenn wir das Tempo ganz gemächlich steigern, dann halten wir so lange durch, wie ihr das wollt«, meint William (39, Unternehmensberater). »Und wenn eine Frau lieber von Anfang an hart und schnell bearbeitet wird, dann wird es selbstverständlich ein eher kurzes Vergnügen werden.« Aber letzten Endes, so erklärt uns Gene (64, Autor), besteht »kein Grund zur Eile«. Man sollte nie vergessen, dass der eigene Partner auch nur ein Mensch ist, keine Maschine. »Ich halte das einfach nicht stundenlang durch«, gesteht Robb (59, Wissenschaftler).

Tun Sie es so oft wie möglich

Sie möchten, dass Ihr Partner länger durchhält? Dann sollten Sie öfter eine Liebessession mit ihm einlegen. Ein Mann, der total ausgehungert ist (man spricht im Fachjargon auch von »Nachfolgestau« oder schlicht von Nachholbedarf), wird nicht so lange durchhalten wie einer, der regelmäßig Sex hat, zumindest wenn man einigen Männern unserer Umfrage Glauben schenken will. »Wenn ein Kerl es nicht oft genug treibt, dann wird es nie besonders lange dauern, bis er kommt«, meint Clay (31, städtischer Angestellter). »Wenn eine Frau sich also etwas Gutes tun will, sollte sie sich viel öfter mit ihrem Partner auf eine Runde Sex einlassen!«

Wie P.B. (51, Personalvermittler) so treffend sagt: In puncto Sex ist »mehr einfach mehr«.

Andere Männer, andere Vorlieben

Manche der Kommentare aus unserer Umfrage ließen sich keiner bestimmten Kategorie zuordnen. Trotzdem wollen wir Ihnen folgende Punkte nicht vorenthalten, da

Er sagt

Ha! Nicht einmal Sting hält stundenlang durch. Erst kürzlich hat er zugegeben, dass die letzte achtstündige tantrische Liebessession in Wirklichkeit aus einem Abendessen und einem guten Film bestand, mit anschließender Fahrt zurück nach Hause, dann vier Stunden beknien seiner Liebsten und erst anschließend Sex.

einige Männer sich offensichtlich wünschen, dass Sie darüber Bescheid wissen:

»Der eigentliche Geschlechtsverkehr ist nur ein Teil des gesamten Verführungsspiels. Deshalb sollte man abwechseln zwischen Geschlechtsverkehr und Oralsex und auch andere Sinne berücksichtigen: durch simple Berührungen, indem man das Wärme- und Kälteempfinden anspricht, den Geschmackssinn anregt und so weiter.« – *Bob (28, Ingenieur)*

»Sex ist am tollsten am Nachmittag, wenn man einigermaßen entspannt, aber nicht müde ist, nüchtern und geistig präsent. Und das Licht ist dann schön natürlich, wunderbar, um sich auf Entdeckungsreise zu begeben.« – *Ned (48, Anwalt im Ruhestand)*

»Für einen Mann ist das Visuelle ziemlich wichtig – deshalb kann ich es auch nicht immer nur im Dunkeln tun.« – *Oliver (42, Erzieher)*

»Oft ist Sex am besten, wenn sie ihre Periode hat. Das haben zumindest die Frauen behauptet, mit denen ich während ihrer Menstruation geschlafen habe.« – *Ben (40, Architekt)*

»Der Beckenkontakt ist für eine Frau fast am wichtigsten, damit sie befriedigt wird ... es muss so richtig viel Reibung da sein. Nicht einfach nur raus, rein, raus, rein. Nein. Ich schätze, das sollte jeder Mann wissen.« Pete (51, Künstler)

»Gleitmittel macht es für beide Beteiligten noch schöner.« – *Malcolm (34, Manager)*

Er sagt

Seltsamerweise kann ein Gleitmittel auch genau das Gegenteil bewirken und die Sache unnötig in die Länge ziehen. Denn wenn die Frau sehr feucht ist, wird nicht so viel Druck und Reibung an den empfindsamen Stellen ausgeübt, so kann das Liebesspiel ziemlich lange dauern!

Die beliebtesten Stellungen

Wir haben die Männer nach ihren Lieblingsstellungen gefragt und eigentlich erwartet, die meisten würden sich für die Missionarsstellung entscheiden – also er oben. Doch zu unserer Überraschung (und vielleicht auch gar nicht so erstaunlich) bevorzugt der Großteil Stellungen, bei denen sie oben ist oder bei denen er von hinten in sie eindringt, während die Partnerin auf allen vieren kniet.

Frau oben

Sie denken, er könnte sich bedroht fühlen, wenn Sie ihn auf den Rücken werfen und sich für einen flotten Ritt auf ihn setzen? Falsch gedacht. Etwa 30 Prozent der Männer, die sich an unserer Umfrage beteiligten, nannten »Frau oben« als ihre Lieblingsposition.

Die Gründe, die sie für diese Entscheidung angaben, lassen sich ein paar allgemeinen Kategorien zuordnen.

Zunächst einmal ist für viele Männer die Aussicht ein wahrer Genuss:

>»Es ist großartig, wie tief man dabei eindringen kann. Die Frau ist viel aktiver als bei der Missionarsstellung, und ich kann außerdem ihre Titten ansehen und sie berühren.« – *William (39, Unternehmensberater)*

»Ich kann sie dabei ansehen. Und ich finde den Anblick einer Frau, die nackt auf mir sitzt, einfach wahnsinnig erotisch.« – *T.J. (42, Musiker)*

»Erstens kann ich sie dabei viel besser stimulieren, zweitens kann ich sie viel besser anschauen, drittens halte ich viel länger durch, und viertens haben wir beide viel mehr Bewegungsfreiheit.« – *Nigel (31, Wissenschaftler)*

»Ich finde es einfach toll, ihr ins Gesicht sehen und ihre Brüste berühren zu können.« – *Scott (29, Student)*

»Ich liebe es, ihr dabei zuzusehen, wie sie sich auf mir windet, wie sie sich so in Position bringt, wie es ihr am besten gefällt, und wie sie sich selbst zum Orgasmus bringt.« – *Paul (29, Doktorand)*

»Ich mag es, dass man bei dieser Stellung das Gesicht und den Körper einer Frau so gut sieht, und außerdem kann ich mit meinen Händen und mit dem Mund alles erreichen, von ihren Haaren über ihren Mund, die Brüste, ihren Bauch bis hin zu den Hüften.« – *Richard (35, Lehrer)*

Außerdem wissen und genießen die Männer, wie lustvoll und befriedigend diese Stellung für die Frau ist:

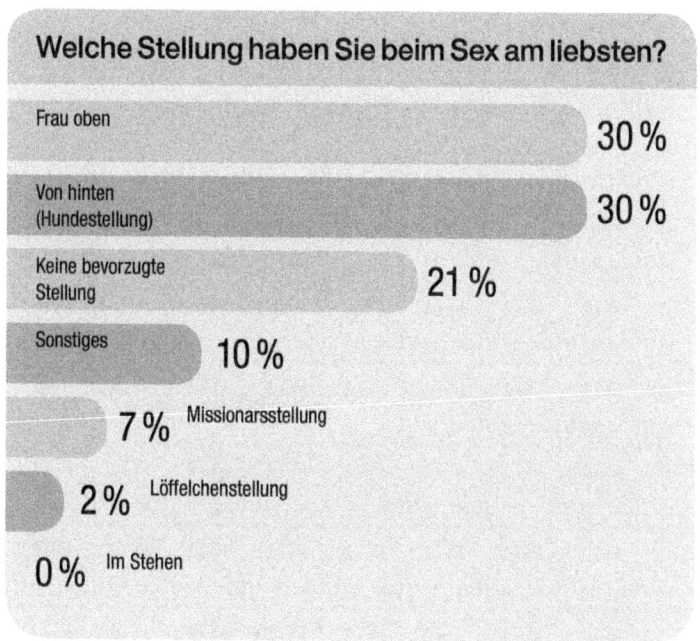

Welche Stellung haben Sie beim Sex am liebsten?

Frau oben	**30 %**
Von hinten (Hundestellung)	**30 %**
Keine bevorzugte Stellung	**21 %**
Sonstiges	**10 %**
7 % Missionarsstellung	
2 % Löffelchenstellung	
0 % Im Stehen	

»Wenn eine Frau oben ist, kommt sie erfahrungs-
gemäß leichter zum Orgasmus, und das befreit mich
emotional von einer gewaltigen Menge Druck. Sie
hat allein die Kontrolle.« – *Robert (39, Anwalt)*

»Körperkontakt, Blickkontakt, Brustkontakt, eine tie-
fe Penetration, und die Frau hat alles selbst in der
Hand.« – *Sam (52, Musiker)*

»Ich liebe es, weil die meisten Frauen so am leichtesten kommen. Und Männer kommen dann zwangsläufig auch … ist alles nur eine Frage der Zeit.« – *Pete (51, Künstler)*

»Wahrscheinlich ist es so gut, weil eine Frau in dieser Position alles steuern kann, und es ist einfach toll zu sehen, wie eine Frau sich vor Lust auf einem windet. Und für den Mann ist es außerdem großartig, weil er dabei so tief eindringen kann.« – *Rob (36, Verkäufer)*

Damit Sie nicht auf falsche Gedanken kommen: Es fühlt sich auch für *ihn* wahnsinnig toll an, wenn Sie oben sind. »So hat man irgendwie den meisten Körperkontakt, und für mich ergibt sich genau der richtige Druck«, meint Joe (59, Unternehmensberater).

Von hinten

Genauso viele Männer – nämlich 30 Prozent in unserer Umfrage – lieben es, sich von hinten zu nähern. Die genannten Gründe hierfür waren unterschiedlich, aber allen voran war es wieder die Aussicht, die den Männern gefiel:

»Ich liebe es, sie an den Hüften zu packen und zuzusehen, wie mein Schwanz rein- und rausgleitet.« – *Malcolm (34, Manager)*

»Ich steh total drauf, ihren Hintern zu sehen und zu beobachten, wie mein Penis in ihre Vagina eindringt.« – *John (24, Bauunternehmer)*

»Ich bin gern zwischen ihren Pobacken, und es ist toll, wenn sie sich zu mir umdreht und mich anschaut.« – *Morgan (27, Finanzberater)*

»Ich liebe den Anblick des Hintern.« – *Ron (29, Doktorand)*

»Es ist toll zu sehen, wie ihre Hüften sich bewegen. Außerdem haben wir beide viel mehr Bewegungsfreiheit.« – *Simon (36, Programmierer)*

Viele gaben an, dass ihnen diese Stellung sensationelle Empfindungen beschert (und erwähnten auch die tolle Aussicht):

»Es fühlt sich einfach grandios an. Ich packe sie an den Hüften, und los geht's!« – *Xavier (40, Techniker)*

»Das Gefühl ist einfach unbeschreiblich, der Druck ist genau richtig, ihr Hintern direkt vor mir, und auch an ihre Brüste komme ich gut ran.« – *Andy (45, Elektriker)*

»Ein tolles Gefühl, die großartige Aussicht auf ihren Körper, und es gibt so vieles, was man in dieser Position machen kann.« – *Serge (27, Student)*

»In der Stellung fühlt es sich einfach am besten an, und ich steh drauf, wenn ich ihren Hintern sehe.« – *Walt (27, Marketingmanager)*

»So fühlt es sich ganz anders an als in jeder anderen Position. Ich mag es außerdem, ihren Hintern und ihren Rücken zu sehen. Das ist irgendwie so animalisch!« – *Ben (40, Architekt)*

»Normalerweise ist sie dabei richtig schön eng.« – *Brian (29, Filmemacher)*

Manche Männer schätzen die Kontrolle, die sie beim Eindringen von hinten haben (und raten Sie mal, was noch: die tolle Aussicht!):

»So brauche ich eine Weile, bis ich zum Orgasmus komme, deshalb kann ich ganz gut das Tempo steuern. Außerdem packe ich gern ihren Hintern, während ich in sie eindringe.« – *Bruce (31, Finanzplaner)*

»Es fühlt sich irgendwie schmutzig an, und ich kann es viel besser kontrollieren.« – *Allen (35, Filmproduzent)*

»Die Macht, die Aussicht und die Kontrolle.« – *Dan (38, Immobilienmakler)*

Für viele Männer ist der Anblick des weiblichen Hinterteils der größte Antörner (in anderen Worten: Sie finden die Aussicht toll):

»Ich stehe auf Hintern.« – *Tom (31, Anwalt)*

»Ich liebe Frauenärsche!« – *J. B. (50, Softwareentwickler)*

Die halbwissenschaftliche Erklärung

Wir waren wieder an der Stanford University bei dem brillanten Anthropologen Dr. Timothy King und haben ihn gefragt, was er darüber denkt, dass die meisten Männer es lieber von hinten oder mit der Frau oben machen als in der Missionarsstellung. Seiner Ansicht nach lässt sich das folgendermaßen erklären: Der Sex von hinten liegt unserer Spezies quasi in den Genen, die Vorliebe für Stellungen von Angesicht zu Angesicht haben wir uns erst im Lauf der Evolution angewöhnt.

»Die Hundestellung«, so Dr. King, »ist die für Säugetiere übliche Position, und das liegt uns immer noch sehr stark in den Genen – unsere Geschlechtsteile haben sich (wie bei allen Säugetieren) über die Jahrmillionen an diese Stellung angepasst, und deshalb fühlt sie sich normalerweise auch besonders gut an.«

Im Gegensatz dazu sind die Missionarsstellung und Positionen, bei denen die Frau oben ist, eher jüngeren Datums. (Interessanterweise treiben es auch Schimpansen und Bonobos, unsere in evolutionsgeschichtlicher Hinsicht nächsten Verwandten, auf dieselbe Weise.) Der Grund hierfür? »In der Welt der Primaten dient Sex nicht nur der Fortpflanzung, der dient auch sozialen Bindungen«, meint Dr. King. »Einige Statistiken deuten darauf hin, dass lediglich ein winzig kleiner Prozentsatz der Menschen, Schimpansen und Bonobos sich aus Gründen der Fortpflanzung paart.« Überspitzt formuliert bedeutet dies: Wir treiben es miteinander, um soziale Beziehungen zu pflegen, und der Mensch ist so konstruiert, dass er dabei länger durchhalten kann als jedes andere Säugetier. Mit der Zeit haben unsere Körper sich sogar verändert, sodass wir noch längeren und genussvolleren Sex haben können.

»Weil Sex sozialen Bindungen dient und weil der Mensch sich im Lauf der Evolution zu einem wahren Meister darin entwickelt hat«, erklärt Dr. King, »sind wir irgendwann dazu übergegangen, Sex in Stellungen zu haben, bei denen man sich in die Augen sehen kann. Denn dadurch verstärkt sich der Bindungseffekt.«

An dieser Stelle wird es in wissenschaftlicher Hinsicht erst richtig interessant. Dr. King zufolge vermuten manche Forscher, dass die weiblichen Brüste (vergleichsweise) groß sind und als visuelle Signale dienen, weil wir von der ursprünglichen Hundeposition dazu übergegangen sind, es in anderen Stellungen zu treiben. »In unserer Vorstellung wirkt der hochgereckte Hintern einer Frau im Allgemeinen erregend, das ist uns angeboren«, meint Dr. King. (Falls Sie ihm nicht glauben, dann blättern Sie zurück zum Abschnitt »Welchen Teil des weiblichen Körpers finden Männer am attraktivsten?«, S. 44 ff., wo wir bereits darauf hingewiesen haben, dass die meisten Männer den Hintern favorisieren.)

Aber was geschieht, wenn das genetisch auf die Hundestellung gepolte menschliche Säugetier sich von dieser Stellung abwendet? Weil Sex mit Blickkontakt so wichtig für unsere sozialen Bindungen ist – aus dem Grund fühlt er sich auch »intimer« an als beispielsweise die Hundestellung –, wird vermutet, dass die weiblichen Brüste sich den sexy Rundungen des Hinterns entsprechend entwickelt haben. (Allerdings haben unsere nächsten Verwandten, die Schimpansen und Bonobos, keine nach außen ragenden Brüste, gibt Dr. King zu bedenken.) Eine weitere Theorie besagt, dass die Brüste zu einer Art neuem Signal geworden sind: Vor langer Zeit wirkten die Brüste wenig erregend, sie wurden aber mit der Zeit immer größer, um stärker als erotisches Lockmittel zu dienen und eine ähnliche Anziehung wie der Hintern zu bewirken, sodass Sex, bei dem man sich ins Gesicht sieht, immer attraktiver wurde.

Führt man diesen Gedanken weiter, dann müssten die

Missionarsstellung und die Stellung »Frau oben« bei den Männern einen ähnlich hohen Stellenwert einnehmen. Doch unsere Umfrage weist auf das Gegenteil hin. »Ich schätze, dass dies auf kulturelle Aspekte zurückzuführen ist«, meint Dr. King. Dass die Hündchenstellung ganz oben auf der Liste steht, ist – angesichts unserer genetischen Veranlagung – nicht verwunderlich. »Die Missionarsstellung wird als antiquiert und bieder betrachtet. Zwar kann man sich auch bei Stellungen, bei denen die Frau oben ist, ins Gesicht sehen, aber eine solche Stellung gilt in der modernen Kultur immer noch als relativ neu. Deshalb ist sie immer noch interessanter als die Missionarsstellung, und (für die Männer) bieten sich dieselben visuellen Vorteile. Trotzdem handelt es sich nicht um dieselbe lahme Art von Sex, wie unsere Eltern ihn hatten. Doch in diesem Punkt kann ich auch nur Vermutungen anstellen.«

Keine Präferenzen (alle Stellungen sind gut)

Natürlich gibt es auch Männer, für die ist jede Stellung eine gute Stellung, nämlich für ganze 21 Prozent der von uns Befragten:

»Ich mag jede Position, bei der ich ganz tief eindringen kann – wenn sie mir zum Beispiel die Beine auf die Schultern legt, ihre Knie zusammenpresst und ihre Füße gegen meinen Bauch stemmt, in der Hundestellung, mit einem Bein nach oben gestreckt, das andere flach liegend und so weiter.« – *Patrick (40, Schriftsteller)*

»Ich mag Überraschungen und Abwechslung.« – *Sam (46, Unternehmensberater)*

»Ich hab keine Präferenzen, es kommt auf die Frau an und wie unsere Körper zusammen harmonieren.« – *David (43, Systemadministrator)*

»Ich könnte mich für keine entscheiden. Kommt ganz auf die Situation an.« – *Gene (64, Autor)*

»Sie sind alle gut.« – *Jack (52, Grafikdesigner)*

»Ganz unterschiedlich; manchmal ist die eine besser, und dann wieder eine andere.« – *Jordan (45, Marketingdirektor)*

»Ich mag sie alle, deshalb wechsle ich einfach von Zeit zu Zeit ab.« – *Bob (28, Ingenieur)*

Missionarsstellung

Nur sieben Prozent der befragten Männer nannten die Missionarsstellung als ihre Lieblingsposition, vor allem aus dem Grund, weil sich in dieser Stellung alles gut steuern lässt:

»Weil wir uns dabei gegenseitig im Brustbereich berühren können.« – *Luke (32, Student)*

»Ich hab einfach mehr Kontrolle.« – *Robb (59, Wissenschaftler)*

»Ich kann in der Position sehr tief eindringen und so
schnell und fest, wie ich will! Ich habe die Kontrolle, und das gefällt mir.« – *Marcus (47, Geschäftsführer)*

»Diese Position fühlt sich für mich einfach am besten an.« – *Alex (32, Manager)*

Löffelchenstellung

Einige Männer liegen beim Liebesspiel gern seitlich (wie
bei der Löffelchenstellung). »Ich kann dabei meine Hände
benutzen, es geht relativ langsam, und außerdem ist diese Position absolut bequem«, meint Chris (34, Softwareentwickler).

Sonstige Positionen

Zehn Prozent der von uns befragten Männer konnten sich
für keine einzelne Position entscheiden, oder aber sie favo-
risierten ganz andere Stellungen als die bisher genannten:

»Für mich ist die Missionarsstellung die Nummer
eins, weil sie sich am besten anfühlt und außerdem

Er sagt

Ich muss Ihnen unbedingt die »77« empfehlen, eine Stellung, die Cynthia erfunden hat. Sie wurde sogar auf dem Cover der *Cosmopolitan* erwähnt. Im Grunde genommen ist sie nicht viel anders als die Löffelchenstellung, nur nicht ganz so unschuldig. Man liegt auf der Seite, der Mann hinten. Dann schlingt sie ihr oberes Bein um seines und zieht ihn fest zu sich heran, er dringt dabei in sie ein. Dann beugen beide sich in der Taille, wodurch der Penetrationswinkel so verändert wird, dass sein Penis ihren G-Punkt stimuliert. Nun werden Sie verstehen, weshalb meine Freunde mich ständig beneiden und denken, bei uns zu Hause fände ein sexueller Marathon nach dem anderen statt.

am intimsten ist. Dann kommt die Hündchenstellung, weil sie sich gut anfühlt und irgendwie auch was Unanständiges hat. Und der Anblick ist einfach unglaublich. Die Löffelchenstellung finde ich morgens großartig; sie ist zärtlich, und man kann seine Frau dabei überall mit den Händen streicheln.« – *Patrick (41, Marketingexperte)*

»Für mich zählt vor allem, was meine Partnerin will. Je mehr Spaß sie hat und je erregter sie ist, desto besser wird es für mich.« Randy (45, Lehrer)

»Ich mag es, wenn die Frau unten liegt, sie ihre Beine aber seitlich von meinem Kopf in die Höhe gereckt hält. Man kann ziemlich tief eindringen und auch noch ihren Hintern sehen.« – *Mike (23, Student)*

»Der Mann liegt auf dem Rücken, und die Frau guckt in die andere Richtung.« – *John (24, Bauunternehmer)*

»Die Abwechslung macht's. Wenn man immer wieder das Gleiche macht, wird es auf die Dauer langweilig.« – *Boris (43, Kreativdirektor)*

»Sie auf der Seite, ich auf den Knien. Fühlt sich für mich am besten an.« – *Greg (35, Softwaretechniker)*

»Ich geb ihr, was sie braucht. Wenn es für sie gut ist, dann bekomme auch ich, was ich will.« – *Dave (41, leitender Angestellter)*

Was er gerne ausprobieren würde

Als es um die Stellungen ging, die er gern mal ausprobieren würden, waren die Antworten breit gefächert – und eine ganze Reihe von Männern behauptete sogar, dass ihnen dazu nichts mehr einfiele, weil sie schon »alles ausprobiert« hätten. Offensichtlich sind die Teilnehmer unserer Umfrage ein recht experimentierfreudiges und offenes Völkchen, denn einige Männer denken genau wie Mike (23, Student): »Mir fällt ganz ehrlich keine einzige Stellung ein, die ich noch nicht ausprobiert hätte. Aber wenn mir eine Frau etwas Neues vorschlagen würde, würde ich mitmachen.« Und Marcus (47, Geschäftsführer) sagt ergänzend: »Ich hab das Gefühl, ich hab schon alles ausprobiert ... im Stehen, im Sitzen, umgekehrte Reiterin, von der Seite, alles! Und wenn ich mir die Stellungen im Kamasutra so ansehe, dann gibt es da zwar schon ein paar, die ich noch nicht kenne, aber sie wirken nicht besonders bequem, deshalb überspringe ich die lieber.«

Apropos Kamasutra: Ein paar Männer äußerten den Wunsch, die darin beschriebenen Stellungen auszuprobieren. »Aber erst muss ich ein bisschen beweglicher werden«, meint Jordan (45, Marketingdirektor). Also, Ladys, besorgen Sie sich am besten noch heute ein Exemplar!

Ein paar der Befragten gaben an, dass sie gern einmal Analsex versuchen würden – und einer gab sogar zu, dass er davon träumt, von seiner Freundin mit einem Strap-on (das ist ein Dildo zum Umschnallen) penetriert zu werden.

Mehr als einer würde es gern öfter im Stehen tun. »Ich habe es schon ein paarmal probiert, und ich finde es toll«, meint Ted (27, Produktionsassistent). Patrick (40, Schriftsteller) erklärt, dass Sex im Stehen zu den wenigen Dingen zählt, die er noch nicht ausprobiert hat. »Aber ich hab Glück, weil wir schon jede Menge andere Stellungen versucht haben, die richtig Spaß gemacht haben«, fügt er hinzu.

Einige der Befragten gaben an, sie würden gern häufiger Möbelstücke zu Hilfe nehmen. T.J. (42, Musiker) möchte es gerne »auf einem Stuhl sitzend mit meiner Partnerin rittlings auf mir« versuchen, während Kelly (27, Doktorand) sich wünscht, dass »sie auf mir hockt mit dem Blick von mir weg, während ich auf einem Stuhl sitze.«

Manche Männer nannten auch Abwandlungen von bekannten Positionen: »Ich würde meine Partnerin gern mal von hinten nehmen, und zwar vor einem hohen Wandspiegel, sodass ich von hinten um sie herumgreifen und ihre Brüste oder ihre Klitoris streicheln und ihren wunderschönen weiblichen Rücken bewundern und berühren kann. Dabei könnte ich ihr gleichzeitig in die Augen blicken und auch alles andere an ihr betrachten«, meint Richard (35, Lehrer).

Eine Umfrage wäre nicht vollständig ohne ein paar

wirklich ulkige Antworten (hängt natürlich ganz vom eigenen Blickwinkel ab): Da wurden Positionen genannt wie »Hündchenstellung in der Luft«, »Schweben in der Schwerelosigkeit«, »stehend in einer Hängematte«, die »Schubkarre«, »im Kopfstand« sowie »auf einer Schaukel oder in einem ergonomischen Stuhl sitzend«. Ein Mann gab an, dass er gern eine Stellung ausprobieren würde, bei der »die Frau auf dem Kopf steht, den Rücken an ein Sofa gelehnt, die Beine gespreizt und die Füße zu beiden Seiten des Kopfes«. (Ob ihr oder sein Kopf gemeint ist, hat er leider nicht angegeben.)

Der richtige Ort ist entscheidend

Wo haben Männer am liebsten Sex? Tatsächlich tun sie es am liebsten im Schlafzimmer: 52 Prozent der von uns Befragten wählten es als ihre bevorzugte Location für Sex. Als Gründe nannten sie vor allem Bequemlichkeit, Vertrautheit und praktische Aspekte:

»Man kann leicht die Stellung wechseln, ohne dass einem dabei die Knie wehtun«, meint T.J. (42, Musiker), und Randy (45, Lehrer) gibt an: »Das Bett ist weich, intim und zudem vertraut.« Für einige Männer ist das Schlafzimmer einfach der romantischste Ort in einer Wohnung: »Andere Orte können auch echt heiß und erotisch sein, aber für das Liebesspiel ist das Schlafzimmer immer noch am besten geeignet«, meint Jordan (45, Marketingdirektor). Ähnlich empfindet auch J.B. (50, Softwareentwickler), doch er führt es noch ein wenig weiter aus: »Es gibt nichts Besseres, als mit der Frau, die man liebt, im eigenen Bett zu schlafen.« Tatsächlich scheint der Großteil der Befragten nicht ernsthaft an Sex an öffentlichen Orten interessiert zu sein. »Mir macht die Vorstellung, erwischt zu werden, eher Angst, als dass sie mich erregen würde«, gesteht Robert (39, Anwalt).

Mit zunehmender Erfahrung und in fortgeschrittenem Alter lernt man anscheinend, die ganz alltäglichen Annehmlichkeiten zu schätzen: Sam (46, Unternehmensberater) gibt beispielsweise an, er bevorzuge das Schlafzimmer, »weil ich jetzt erwachsen bin und echt froh darüber, dass ich nicht mehr auf Autorücksitze, Hotelzimmer oder Ähnliches angewiesen bin, um ein wenig Privatsphäre zu haben.« William (39, Unternehmensberater) weist auf die vielzähligen erotischen Möglichkeiten hin: »Wenn man das eigene Schlafzimmer richtig schön eingerichtet hat, dann ist es normalerweise der sinnlichste Ort, an dem man sich lieben kann. Der Raum ist absolut privat, und man kann wunderbar für ein sexy Ambiente sorgen mit Kerzen, der richtigen Farbe, einem tollen Bett und so weiter.«

Der an zweiter Stelle genannte bevorzugte Ort für das Liebesspiel war die freie Natur – zwölf Prozent der von uns Befragten gaben an, dass sie sich gern an Orten wie ei-

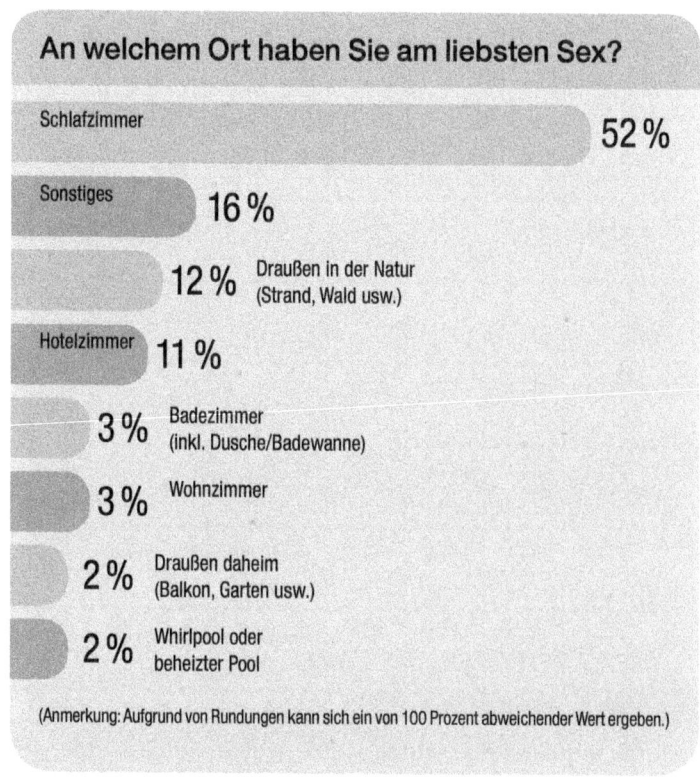

An welchem Ort haben Sie am liebsten Sex?

Schlafzimmer **52 %**

Sonstiges **16 %**

12 % Draußen in der Natur (Strand, Wald usw.)

Hotelzimmer **11 %**

3 % Badezimmer (inkl. Dusche/Badewanne)

3 % Wohnzimmer

2 % Draußen daheim (Balkon, Garten usw.)

2 % Whirlpool oder beheizter Pool

(Anmerkung: Aufgrund von Rundungen kann sich ein von 100 Prozent abweichender Wert ergeben.)

nem Strand oder beim Camping splitternackt ausziehen. »Draußen ist es sexy, egal wo«, meint David (43, Systemadministrator), während Jack (52, Grafikdesigner) angibt: »Die erotischsten Erlebnisse hatte ich immer im Freien.«

Und welcher Ort wäre besser geeignet für romantische Liebesspiele, als ein Zimmer, in dem nur das Bett im Mit-

An welchen Orten hatten Sie bereits Sex?

Ort	Prozent
Schlafzimmer	100 %
Badezimmer (inkl. Dusche/Badewanne)	98 %
Hotelzimmer	92 %
Wohnzimmer	91 %
Auto	82 %
Draußen in der Natur	77 %
Bei jemand anderem zu Hause	69 %
Whirlpool oder beheizter Pool	62 %
Draußen daheim	57 %
Esszimmer	57 %
Swimmingpool	52 %
Draußen in der Stadt/an öffentlichen Orten	50 %
Im Büro/bei der Arbeit	39 %
Im Waschsalon	21 %
Sonstiges	18 %

(Anmerkung: Auf diese Frage waren mehrere Antworten zulässig.)

telpunkt steht? So scheinen elf Prozent der Befragten zu denken, die sich für das Hotelzimmer als romantischsten Ort entschieden. »Man kann so laut und so wild sein, wie man will«, meint Mike (23, Student). »Im Urlaub steht man außerdem auch zeitlich nicht unter Druck. Man hat ein Bett und eine Dusche, was will man mehr?«

Wenn man zu Hause ist, vom Schlafzimmer aber genug hat, bleibt immer noch das Wohnzimmer, und das nannten immerhin drei Prozent der Befragten. Es bietet tatsächlich allerhand erotische Möglichkeiten, Rob (45, Unternehmensberater) sagt zum Beispiel: »Man kann Kerzen aufstellen, den Kamin anmachen oder sich Pornos auf dem großen Fernseher angucken; es gibt Möbel, über die sie sich beugen kann; oder sie kann für mich tanzen.« Manchmal ist man auch so scharf aufeinander, dass man es nicht mehr bis ins Schlafzimmer schafft: »Ich schätze, dass ich das Wohnzimmer bevorzuge, liegt daran, dass wir meistens dort sind, wenn wir in Stimmung kommen, deshalb habe ich einfach ganz gute Erfahrungen damit«, meint Simon (36, Programmierer).

Doch was meinten die Männer, die auf die Frage nach ihrem Lieblingsort für erotische Zwischenspiele »Sonstiges« angaben? Der Großteil war ähnlicher Ansicht wie Claude (34, Musiker): »Jeder Ort ist toll – ich bin doch ein Mann!« Für all diese Männer zählt vor allem eins, nämlich Spontaneität. »Ich will nicht immer an ein und dem-

selben Ort Sex haben. Spontane Aktionen und alles Unerwartete ist sexy, deshalb mache ich es auch gern an
unterschiedlichen Orten«, sagt Richard (35, Lehrer).

Die Männer mögen beim Sex bestimmte Orte bevorzugen, aber wo haben sie es denn tatsächlich schon überall
getrieben? Der Ort, an dem jeder schon Sex hatte, ist –
wenig überraschend – das Schlafzimmer, dicht gefolgt
vom Badezimmer (in Badewanne und Dusche), dem Hotelzimmer und dem Wohnzimmer. Weniger beliebt sind
hingegen öffentliche Orte, das Büro oder der Waschsalon
(offensichtlich lassen die Vibrationen des Wäschetrock-
ners die Herren eher kalt).

Weitere Orte, die unsere Umfrageteilnehmer für das
Liebesspiel nannten: die Küche, die Toilette in einem
Nachtclub, ein leeres Klassenzimmer, eine Raststätte, die
Flugzeugtoilette (ganz genau, der berühmte Mile-High-
Club), »im Stau, bei offenem Verdeck«, auf einem Haufen
Mäntel in einer Garderobe, im Regen, in einem Bus, auf
einem Schiff und sogar – man höre und staune! – in ei-
ner Kirche! (Das muss aber ein ganz schön langes Gebet
gewesen sein!)

Reden Sie!

Wir haben es schon einmal gesagt, und wir werden es wieder sagen: Männer hören es *gerne,* wenn Sie lustvolle Geräusche von sich geben. Der Großteil der von uns befragten Männer gab an, dass sie ihre Partnerin stöhnen und seufzen hören wollen, wenn sie mit ihnen im Bett sind. Außerdem wünschen sie sich möglichst viele Anweisungen: Solange eine Frau sich nicht aufführt wie ein Kommandant, haben sie es gern, wenn man ihnen sagt,

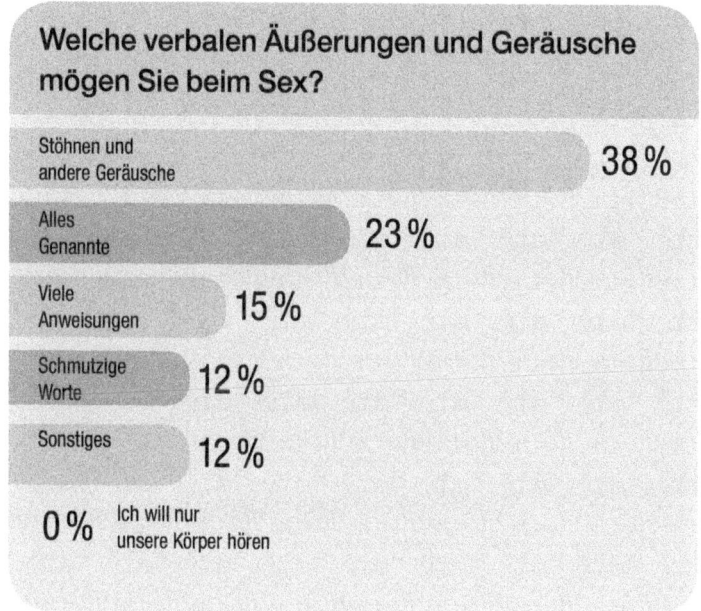

Welche verbalen Äußerungen und Geräusche mögen Sie beim Sex?

Stöhnen und andere Geräusche	**38 %**
Alles Genannte	**23 %**
Viele Anweisungen	**15 %**
Schmutzige Worte	**12 %**
Sonstiges	**12 %**
0 %	Ich will nur unsere Körper hören

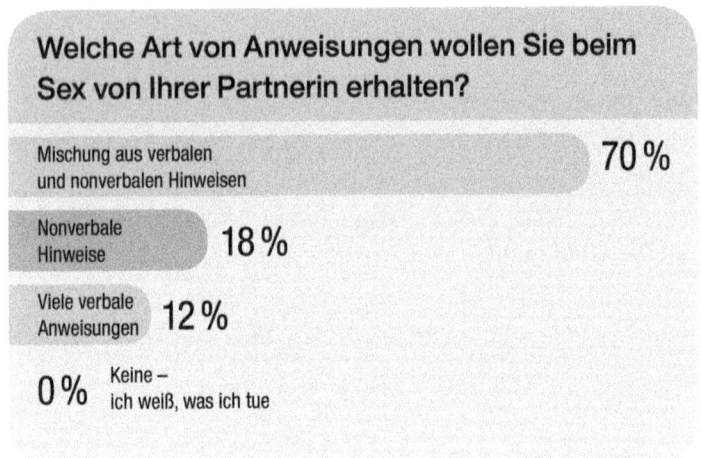

Welche Art von Anweisungen wollen Sie beim Sex von Ihrer Partnerin erhalten?

Mischung aus verbalen und nonverbalen Hinweisen — **70 %**

Nonverbale Hinweise — **18 %**

Viele verbale Anweisungen — **12 %**

0 % Keine – ich weiß, was ich tue

was sie tun sollen. »Stöhnen ist gut, aber konkrete Anweisungen sind noch besser«, meint Richard (35, Lehrer). (Bitte beachten Sie, dass kein einziger Mann, der an unserer Umfrage teilgenommen hat, es vorziehen würde, wenn seine Partnerin keinen Mucks tut, obwohl es einige recht sexy finden, wenn eine Frau *versucht,* ihr Stöhnen zu unterdrücken, es aber nicht schafft.)

Da wir gerade von Anweisungen sprechen: Wie macht man einem Mann am besten klar, was man sich im Bett wünscht? (Und noch einmal: Die Männer wollen, dass man ihnen deutlich macht, was man will – kein Einziger war selbstbewusst genug zu behaupten, er habe keine Anweisungen nötig.) Der Großteil – nämlich 70 Prozent – mag es, wenn man ihm abwechselnd verbale Hinweise (wie »ein bisschen weiter nach rechts … ja, gut so … da! Oh Gott, ja, genau da!«) und nonverbale Hinweise gibt, zum Beispiel Stöhnen, Schnurren oder wie auch immer Sie ihm signalisieren wollen, dass das, was er gerade mit Ihnen tut, Sie völlig von den Socken haut.

Die Wahrheit über den Orgasmus

Viele Frauen – womöglich sogar fast alle – tun lieber so, als hätten sie Spaß, bevor der Partner sich wie ein Versager fühlt oder womöglich ihr die Schuld gibt, oder im Extremfall die Beziehung beendet. Wir haben gute Neuigkeiten für Sie, Ladys: Die Männer wünschen sich wirklich sehr, dass man es ihnen sagt, wenn man nicht mal annähernd in die Nähe eines Orgasmus kommt. Von den Männern, die wir befragten, fordern ganze 98 Prozent, dass man es ihnen gesteht, damit sie etwas dagegen unternehmen können. Ist das nicht eine riesige Erleichterung? Nur zwei Prozent meinten, dass es für sie nicht weiter schlimm sei. Unterschätzen Sie nie die Vorteile eines ausgiebigen, aufmerksamen Gesprächs – und lassen Sie es Ihren Partner immer wissen, wenn Sie Spaß haben, selbst wenn dieser Spaß Sie vielleicht nicht direkt zum Orgasmus bringt.

Spielen Sie ihm nichts vor

Was auch immer Sie tun, eines sollten Sie unbedingt vermeiden: ihm einen Orgasmus vorzuspielen. 82 Prozent der von uns befragten Männer gaben an, dass sie das absolut nicht in Ordnung finden. Sie wollen auf keinen Fall fälschlich in dem Glauben gelassen werden, ihre Partnerinnen hätten Spaß. Sonst wird es schwer, wenn man irgendwann mittendrin unterbricht und verkündet: »Übrigens, das hat bei mir noch nie gewirkt.«

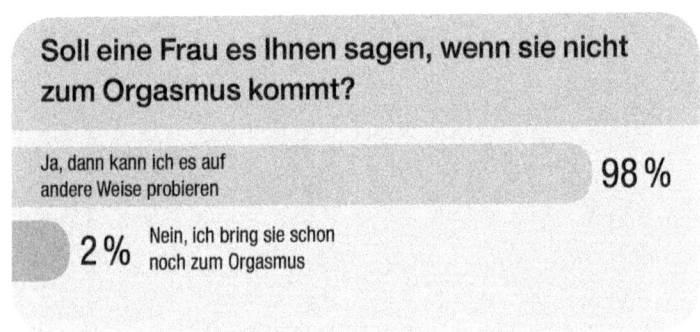

Soll eine Frau es Ihnen sagen, wenn sie nicht zum Orgasmus kommt?

Ja, dann kann ich es auf andere Weise probieren — **98 %**

2 % Nein, ich bring sie schon noch zum Orgasmus

Interessanterweise sagen etwas mehr als die Hälfte der von uns befragten Männer, sie hätten selbst schon einmal einen Orgasmus vorgetäuscht. (Wie ist es möglich, dass ihre Partnerinnen davon nichts bemerkt haben? Das gibt einem doch zu denken.) Die Gründe, weshalb sie das taten, klingen vertraut: Sie waren zu müde, gelangweilt oder betrunken, oder sie fühlten sich unter Druck gesetzt und wollten es schnell hinter sich bringen – ohne die Gefühle der Partnerin zu verletzen. Lesen Sie hier, was diese Männer sagten, als wir sie um eine nähere Erklärung baten:

Ist es für Sie in Ordnung, wenn eine Frau einen Orgasmus vortäuscht?

Nein, ich will nicht denken, dass ihr etwas gefällt, wenn es nicht so ist **82 %**

Ja, ist doch nicht schlimm **18 %**

»Ich täusche normalerweise keinen Orgasmus vor, aber manchmal weiß ich einfach, dass es nicht zur Ejakulation kommt (meist liegt das daran, dass ich schon zu oft gekommen bin oder weil ich schlichtweg zu müde bin). Dann gebe ich mich einfach dem Gefühl hin und stoße die üblichen beglückten Grunzlaute aus und lass es gut sein.« – *Patrick (40, Schriftsteller)*

»Das war bei meinem ersten Mal, mir war klar, dass es nicht klappt, aber ich wollte nicht einfach so aufhören.« – *Mike (23, Student)*

»Manchmal braucht man ein bisschen länger, oder man kommt überhaupt nicht zum Orgasmus, weil man dehydriert ist oder so, und vielleicht tut ihr was weh, und manche Frauen werden dann irgendwie komisch (haben Minderwertigkeitsgefühle), wenn ihr Partner nicht kommt. Wenn man ein Kondom trägt, ist das manchmal der beste Ausweg. Ich hab nicht das Gefühl, dass ich irgendwie unfair bin, bloß weil ich gerade angegeben habe, dass ich es nicht okay finde, wenn eine Frau einen Orgasmus vortäuscht. Weil bei mir passiert das echt selten, und ich kann mich auch nicht erinnern, dass ich beim Sex jemals gedacht hätte, dass ich mich nicht ausreichend befriedigt fühle.« – *Nigel (31, Wissenschaftler)*

»Sie war so unfassbar schlecht im Bett. Ich musste mich abrackern und die ganze Arbeit machen, und dann ging mir die Puste aus, also hab ich so getan, als würde ich kommen.« – *Bruce (31, Finanzplaner)*

»Sie schien unbedingt zu wollen, dass ich komme, aber ich war einfach zu erledigt.« – *T.J. (42, Musiker)*

»Ich tu es, wenn ich es hinter mich bringen will, weil ich momentan keine Lust auf Sex habe.« – *Sam (52, Musiker)*

»Ich war einfach zu fertig, um weiterzumachen. Das ist mir erst zwei Mal passiert. Das erste Mal war ich vorher schon zwei Mal gekommen, und obwohl ich einen Steifen hatte, hatte ich nicht das Gefühl, dass es die Mühe wert war, noch einen dritten Orgasmus zu haben. Und das zweite Mal ist mir das nach einer Rückenoperation passiert, als ich noch unter dem Einfluss der Narkose stand. Das Mädchen, mit dem ich damals zusammen war, wollte das nicht verstehen, und ich hatte auch keine Lust, es ihr zu erklären.« – *Robert (39, Anwalt)*

»Ich war zu betrunken und zu müde, um zu kommen. Ich hatte es schon stundenlang versucht und wollte es endlich hinter mich bringen.« – *Paul (29, Doktorand)*

»Das war so eine Marathon-Sexsession, ich konnte einfach nicht mehr ... und sie wollte es unbedingt, und ich hatte keine Lust, es ihr zu erklären, und wollte nicht, dass sie sich schlecht fühlt.« – *Rob (45, Unternehmensberater)*

»Beim Telefonsex, weil ich eher daran interessiert war, sie zum Höhepunkt zu bringen.« – *Ned (48, Anwalt im Ruhestand)*

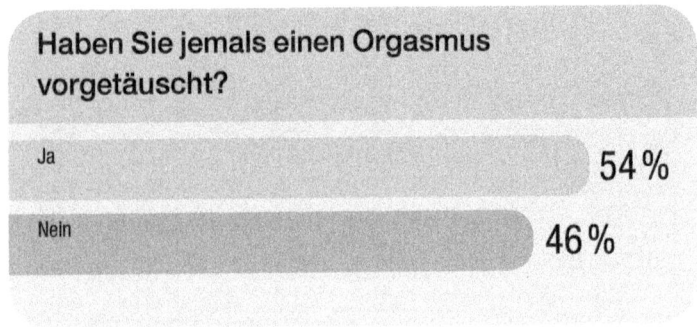

Haben Sie jemals einen Orgasmus vorgetäuscht?

Ja	**54 %**
Nein	**46 %**

»Ich bin zu schnell gekommen und hab dann versucht, das zu vertuschen.« – *Brian (29, Filmemacher)*

»Ich dachte erst, ich könnte kommen, aber es hat nicht geklappt – darum hab ich so getan als ob, sonst hätte ich mich mies gefühlt.« – *Simon (36, Programmierer)*

Fast genauso viele Männer sehen keinerlei Veranlassung dazu, einen Höhepunkt vorzutäuschen. »Warum sollte ich?«, meint Clay (31, städtischer Angestellter). »Sie würde es wahrscheinlich doch eh merken.« Andy (45, Elektriker) sagt: »Ich bin ein Mann, okay? Wir kommen doch immer.«

Darüber hinaus gaben eine ganze Reihe Männer an, dass es nicht bedeutet, dass sie keinen Spaß am Sex haben, wenn sie nicht kommen. »Ich muss nicht jedes Mal zum Orgasmus kommen«, meint Boris (43, Kreativdirektor). »Wenn es nicht so weit kommt, ist das in Ordnung. Sex macht trotzdem Spaß.«

Der Großteil jedenfalls ist der Ansicht, dass Ehrlichkeit am besten ist – denn auf lange Sicht führt es zu besserem Sex. »Wenn man ehrlich ist, spricht man aufrichtiger miteinander und sorgt so dafür, dass es beim nächsten Mal besser klappt«, erklärt Sam (46, Unternehmensberater).

Multiple Orgasmen: Fakt oder Fiktion?

In Bezug auf Sex haben Frauen in einer Hinsicht so richtig Glück gehabt: Sie können nämlich, zumindest theoretisch, multiple Orgasmen (also zwei oder mehrere Orgasmen, zwischen denen einige Sekunden oder Minuten liegen, ohne dass die Erregung nachlässt) oder Serienorgasmen (zwischen ihnen liegen oft bis zu zehn Minuten) erleben. Der Grund dafür? Das Blut fließt bei Frauen ungehindert in die Genitalien hinein und wieder heraus, das heißt, sie bleiben länger angeschwollen bzw. erregt. Im Gegensatz dazu fließt beim männlichen Orgasmus das Blut sehr schnell durch ein Geäst an Adern aus dem Penis heraus. Deshalb brauchen Männer auch ein paar Minuten (oder sogar länger), bis sie sich nach einem Orgasmus wieder so weit »erholt« haben und eine neue Erektion bekommen können.

Bitte nehmen Sie die folgenden Angaben nicht zum Anlass für unnötige Vergleiche oder um sich daran zu messen: Aber 85 Prozent der Befragten gaben tatsächlich an, sie hätten erlebt, wie ihre Partnerin einen multiplen Orgasmus hatte. (Und immerhin elf Prozent sagten, dass sie sich nicht ganz sicher wären.) Bitte beachten Sie, dass wir die Männer *nicht* fragten, woher sie so genau wissen wollen, dass ihre Partnerin einen multiplen Orgasmus hatte, und wir haben sie auch nicht gefragt, ob sie das nun gut fanden oder nicht.

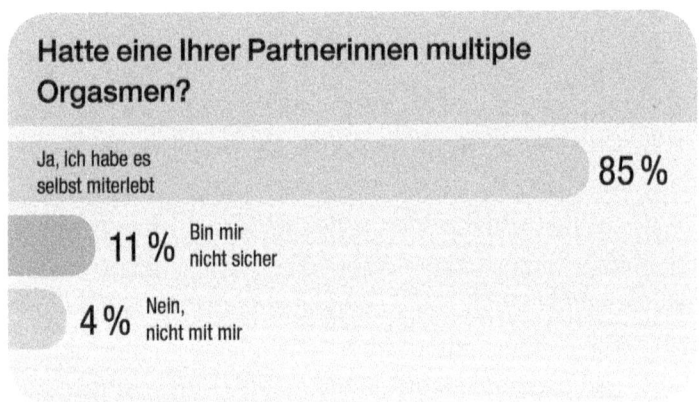

Hatte eine Ihrer Partnerinnen multiple Orgasmen?

Ja, ich habe es selbst miterlebt — **85 %**

11 % Bin mir nicht sicher

4 % Nein, nicht mit mir

Vergessen Sie nie, dass Sex vor allem Spaß machen und nicht ein bestimmtes Ziel verfolgen sollte. Wenn Sie dennoch gern herausfinden würden, ob Sie zu multiplen Orgasmen fähig sind, dann zögern Sie nicht und experimentieren Sie, indem Sie sich nach einem ersten Orgasmus noch weiter stimulieren. Vielleicht müssen Sie sich dafür eher der Gegend um Ihre Klitoris herum widmen, weil die Lustknospe selbst nach einem Orgasmus oft viel zu sensibel ist, um weiter direkt berührt zu werden. Vielleicht fühlen Sie sich überstimuliert, doch mit der Zeit kann sich dieses Gefühl verändern, und dann folgt eine weitere Runde reinsten Vergnügens. Auch beim Sex mit Ihrem Partner können Sie verschiedene Arten der Stimulierung ausprobieren. Wechseln Sie beispielsweise von der Missionarsstellung in eine Position, bei der Sie oben sind, oder bitten Sie Ihren Partner, Ihre Klitoris zu massieren.

Können auch Männer multiple Orgasmen erleben? Unserer Umfrage nach behaupten tatsächlich viele, dass sie bereits einen hatten, obwohl der Großteil – nämlich 53 Prozent – noch nicht zu diesen Höhen vorgedrungen ist.

Wir haben in unserer Studie allerdings nicht gefragt, wie die Männer zu diesen multiplen Orgasmen gekommen sind. Wir vermuten, dass viele der Befragten unter einem multiplen Orgasmus verstehen, dass man möglichst bald nach einer Ejakulation wieder eine Erektion bekommt und somit zu einem weiteren Orgasmus fähig ist. Aber eigentlich bedeutet ein multipler Orgasmus auch bei Männern die Fähigkeit, mehrere Orgasmen zu erleben – und zwar ohne zu ejakulieren oder ohne dass dazwischen die Erektion nachlässt –, bis es zu einem abschließenden Orgasmus kommt.

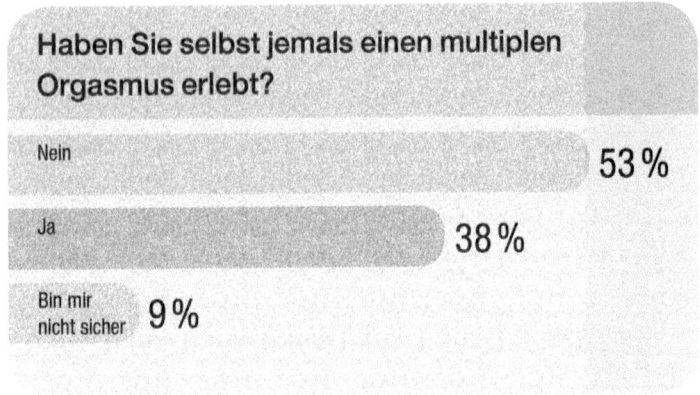

Haben Sie selbst jemals einen multiplen
Orgasmus erlebt?

Nein	**53%**
Ja	**38%**
Bin mir nicht sicher	**9%**

Wir gehen also davon aus, dass die Männer wahrscheinlich einen sehr langen oder intensiveren Höhepunkt erlebt haben und nicht einen echten multiplen Orgasmus. Wie dem auch sei, das Ergebnis ist einen Versuch mit Sicherheit allemal wert. Möchten Sie es mit Ihrem Partner ausprobieren? Eine Möglichkeit ist es, ihn ganz nah an den Höhepunkt heranzubringen – entweder durch Oralsex, durch manuelle Stimulation oder indem man selbst beim Geschlechtsverkehr die Stöße steuert –, und dann unvermittelt mindestens zehn Sekunden lang bewegungslos zu verharren, bevor man erneut anfängt. Das sollte man allerdings nicht öfter als drei oder vier Mal machen, sonst kommt er am Ende womöglich gar nicht.

Sexuelle Fitnessübung

Da wir gerade von Orgasmen sprechen (und zwar den echten, nicht nur vorgetäuschten), wollen wir Ihnen nun eine Methode verraten, wie man noch bessere Höhepunkte erleben kann: Machen Sie Kegelübungen. Wie viele Männer bereits wissen, zieht man bei diesen Übungen den Musculus pubococcygeus oder PC-Muskel zusammen, der sich vom Schambein zum Steißbein zieht und die Genitalien umgibt. (Mit diesem Muskel kontrollieren Sie auch den Urinstrahl.) Sie finden ihn, indem Sie mit einem Finger in die Vagina tasten und dann leicht nach oben drücken. Um diesen Muskel zu kräftigen, brauchen Sie ihn nur für ein paar Sekunden anzuspannen und dann wieder locker zu lassen. Das wiederholen Sie dann ein paarmal, und schon haben Sie Ihre Kegelübungen absolviert!

Benannt ist diese Technik nach dem Gynäkologen, der sie entwickelt hat, und sie hat eine Fülle positiver Auswirkungen auf den Sex. Die Übungen verbessern beispielsweise die Durchblutung der Genitalien, was wiederum dem Sex zugutekommt, egal, ob man es allein macht oder mit einem Partner. Tatsächlich sind 67 Prozent der Männer, die sich an unserer Umfrage beteiligten, davon überzeugt, dass man mit Kegelübungen besseren Sex hat. (Bedauerlicherweise hat dafür fast ein Drittel – 29 Prozent nämlich – noch nie von Kegelübun-

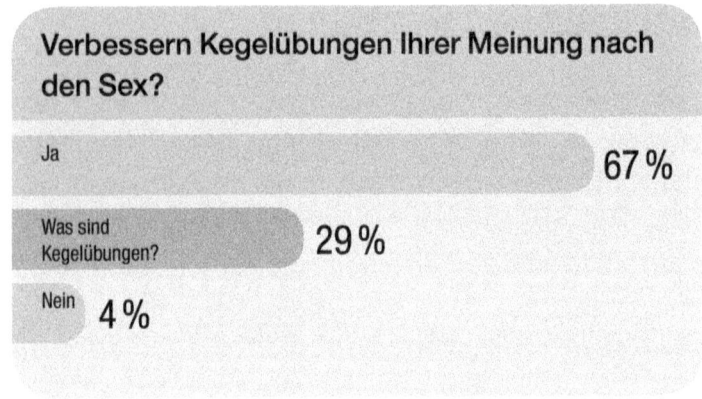

Verbessern Kegelübungen Ihrer Meinung nach den Sex?

Ja **67 %**

Was sind Kegelübungen? **29 %**

Nein **4 %**

gen gehört und keinen Schimmer, was das ist. Das soll Sie aber nicht davon abhalten, die Übungen selbst auszuprobieren.)

Ein gut ausgebildeter PC-Muskel kann darüber hinaus die Empfindsamkeit der Klitoris steigern sowie für eine bessere Befeuchtung der Vagina sorgen, er kann einer Frau stärkere und intensivere Orgasmen bescheren und zudem nach einer Schwangerschaft die Beckenbodenmuskulatur wieder kräftigen. Vielleicht gelingen Ihnen mithilfe von Kegelübungen ja sogar multiple Orgasmen! Übrigens sind diese Übungen auch für Männer geeignet. Bei ihnen sorgen sie für noch härtere Erektionen, und der Penis lässt sich dank des gestärkten Muskels oft viel besser kontrollieren.

Abtörner

Wir haben nun ausführlich darüber gesprochen, was Männer antörnt. Aber was geht für Männer in puncto Sex überhaupt nicht? Die Männer, die wir befragten, waren sich einig: Eine unbeteiligte Partnerin ist für sie der schlimmste Abtörner.

Fehlendes Interesse

Wenn eine Frau ihren Partner *abtörnen* möchte, braucht sie nur eins zu tun: sich gelangweilt geben. Einfach passiv daliegen. Nur widerwillig Sex haben. Denn nichts dämpft die männliche Leidenschaft mehr als mangelnde Begeisterung. »Sex, den man als eine Verpflichtung betrachtet und bei dem man sich nicht aktiv beteiligt, ist am schlimmsten. Dann kann man es gleich bleiben lassen«, meint William (39, Unternehmensberater). T.J. (42, Musiker) sieht das ganz ähnlich: »Fehlendes Interesse oder gnädiges Über-sich-ergehen-Lassen ist echt der größte Abtörner. Ich hab nur dann Lust, wenn sie auch wirklich Lust hat. Klar, ich wünschte mir, sie würde es jeden Abend wollen, aber ich bin ja realistisch.«

Wenn Sie also Spaß am Sex haben, dann zeigen Sie Ihrem Partner das ganz deutlich. Sonst interpretiert er Ihr Schweigen womöglich als mangelndes Interesse. »Ich finde es total abtörnend, wenn sie keinen Mucks tut und einfach nur so daliegt (ich steh nämlich drauf, wenn ich ihr Stöhnen höre, das macht mich an)!«, erklärt Patrick (40, Schriftsteller).

Eine kurze Bemerkung am Rande: Auch Männer wollen, genau wie wir Frauen, eine emotionale Verbindung mit ihrer Partnerin spüren. »Für mich ist es der größte Abtörner, wenn sie alles völlig unbeteiligt mitmacht, ohne dass ich den Eindruck habe, dass es ihr irgendwas gibt«, meint Boris (43, Kreativdirektor). »Oder wenn ich merke, dass sie kein richtiges Interesse zeigt oder keine Lust hat.« Marcus (47, Geschäftsführer) meint dazu: »Wenn ich mich missbraucht fühle, wenn ich also das Gefühl habe, sie ist nicht richtig an mir interessiert, sondern benutzt nur meinen Körper für den Sex, dann ist das für mich ein echter Lustkiller.«

Auch wenn eine Frau den Eindruck vermittelt, es »einfach schnell hinter sich bringen« zu wollen, kühlt die Leidenschaft bei einem Mann ganz schnell ab. »Ich mag es nicht, wenn es ihr nicht schnell genug gehen kann«, sagt Bob (28, Ingenieur). »Ich probiere gern verschiedene Sachen aus und lasse mir gern Zeit, um Neues zu entdecken, das man mal testen könnte. Man kann doch auf so viele unterschiedliche Arten Spaß haben.«

Andere Männer nannten als größten Abtörner »Frauen, die beim Sex irgendwelche Komplexe oder Schuldgefühle an den Tag legen«, »Frauen, die beim Sex unbeteiligt oder inaktiv sind«, »Frauen, die stocksteif daliegen, keine Persönlichkeit zeigen«, »leidenschaftslosen Sex«, »wenn die

Partnerin keine Lust hat« sowie »Selbstverliebtheit und völlige Missachtung des anderen«.

Mangelnde Hygiene

Gleich an zweiter Stelle kommt für die Männer mangelnde Körperhygiene. Unter diesem Punkt erwähnten sie die Körperbehaarung, Körperausdünstungen, schlechter Atem, seltenes Baden oder Duschen und ähnliche Hygienemängel (diese betrafen vor allem mangelnde Sauberkeit in puncto Körperausscheidungen). Das heißt nicht, dass man in Parfum baden sollte, aber auf Knoblauch sollte man demnach verzichten und sich vor einem wichtigen Date auf jeden Fall ausgiebig duschen. Mehr wollen wir zu diesem Thema nicht sagen.

Ablenkungen

Ein weiterer Liebeskiller, den einige Männer in unserer Umfrage nannten, ist alles, was ihn von dem ablenkt, was er gerade tut. »Beim Sex sollte man nicht gestört werden (es sei denn, es handelt sich um einen Notfall)«, meint Mike (23, Student). »Vergesst das Telefon, werft eure Hemmungen und eure falsche Scham über Bord und schaut bloß nicht auf die Uhr.« Für Clay (31, städtischer Angestellter) sieht der absolute Abtörner folgendermaßen aus: »Bei mir kriegt die Leidenschaft einen Dämpfer, wenn ich den Eindruck hab, dass sie an ganz was anderes denkt und so gar nicht bei der Sache ist.«

Er sagt/Sie sagt

Er sagt: All denjenigen unter Ihnen, die Kinder haben, möchte ich nur sagen, dass ich mit Ihnen leide, seit wir selbst Eltern sind. Klar lieben wir unsere Kinder, aber sie können ganz schön ablenken, wenn nicht sogar das ganze Sexleben lahmlegen. Es gibt keine einfache Lösung für dieses Problem, aber man sollte sich trotzdem Zeit für Sex nehmen und dafür notfalls einen Termin vereinbaren. Ich weiß, das klingt unspontan und unromantisch, aber es ist so wunderbar entspannend und erfreulich, wenn man sich Zeit zu zweit gönnt (vielleicht richten Sie sich bestimmte »Date Nights« ein). Ganz zu schweigen von dem, was Sie mit Ihrem Partner dann ganz entspannt tun können!

Sie sagt: Eine Freundin von mir empfiehlt, eine Babysitterin oder jemanden aus der Verwandtschaft zu engagieren, der die Kinder zu sich nimmt (sie könnten zum Beispiel bei der Oma übernachten), während die Eltern selbst daheim (im Bett) bleiben. Das klingt für mich nach einem exzellenten Vorschlag!

Für einige Männer kann auch die romantische Umgebung, die Sie vielleicht extra für Ihr Beisammensein geschaffen haben, eine Ablenkung bedeuten. »Wenn wir bereits mittendrin sind, kann mich eigentlich so gut wie nichts abtörnen«, meint Simon (36, Programmierer). »Aber die unmittelbare Umgebung ist schon wichtig. Es kann vorkommen, dass ich in den Decken, die sie total kuschelig findet, einfach nur höllisch schwitze, weil sie zu warm sind.«

Was kann ihn beim Liebesspiel sonst noch ablenken? »Stress bei der Arbeit«, meint Alex (32, Manager). Wenn man also die Hüllen fallen lässt, sollte man auch jeden Gedanken an den Job fallen lassen – es sei denn, man treibt es auf dem Schreibtisch im Büro.

Was aus Ihrem Mund kommt

Auch wenn der Großteil der von uns befragten Männer sich wünscht, dass ihre Partnerinnen ihre Lust zum Ausdruck bringen, bevorzugen sie es dennoch, wenn man sich auf konstruktive Kommentare (und Geräusche) beschränkt. »Mich törnt es total ab, wenn sie völlig auf einen simultanen Orgasmus fixiert ist, vor allem, wenn sie das auch wörtlich zum Ausdruck bringt und sagt: ›Lass uns zusammen kommen‹«, meint Robert (39, Anwalt). »Das setzt mich viel zu sehr unter Druck.« David (43, Systemadministrator) findet Frauen abtörnend, die ihn »kritisieren, statt hilfreiche Anweisungen zu geben«, und George (50, Anwalt) hat ein Problem damit, wenn eine Frau »zu viel redet und Forderungen stellt«.

Zwar stehen viele Männer im Bett auf nicht jugendfreie Kommentare, aber es gibt auch solche wie Ned (48,

Er sagt

»Lass uns zusammen kommen«, das klingt ungefähr so lächerlich wie »lern bitte endlich, dein autonomes Nervensystem zu kontrollieren«. Bleiben Sie bitte realistisch, und genießen Sie es einfach, einen Orgasmus zu haben. Keiner von beiden sollte sich unter Druck gesetzt fühlen, gemeinsam mit dem Partner zu kommen.

Anwalt im Ruhestand) oder Scott (29, Student), die »gezwungen Dirty Talk« eher abstoßend finden.

Diverse Abtörner

Zwar ließen sich die meisten der genannten Abtörner in die oben beschriebenen Kategorien einsortieren, aber es gab auch noch ganz andere Antworten. Die Männer sprachen eine ganze Palette störender Dinge an, wie zum Beispiel:

Unbehagen

»Eine unbequeme oder unangenehme Position.« – *Dan (38, Immobilienmakler)*

»Wenn man Angst haben muss, dass man hinterher Ärger bekommt.« – *Luke (32, Student)*

Geringes Selbstvertrauen

»Wenn sie nicht selbstbewusst ist.« – *Tom (31, Anwalt)*

»Mangelnde Ausstrahlung.« – *George (48, Marketing-berater)*

»Eine Frau, die nicht sinnlich genug ist und sich mit sich selbst nicht wohlfühlt.« – *Ted (44, Logistikleiter)*

Fehlende Kreativität

»Fantasielosigkeit (auch wenn das irgendwie abge-droschen klingt).« – *Oliver (42, Erzieher)*

»Wenn wir es die ganze Zeit nur im Schlafzimmer tun.« – *Ben (40, Architekt)*

Schlechtes Timing

»Wenn ich vor ihr komme.« – *Kelly (27, Doktorand)*

Und natürlich …

»Wenn andere Leute in der Nähe sind.« – *Pete (42, Vertreter)*

»Wenn eine Frau außerhalb des Schlafzimmers eine schlechte Persönlichkeit an den Tag legt.« – *Dave (41, leitender Angestellter)*

»Wenn sie hinterher sofort ins Badezimmer rennt.« – *Rick (27, Student)*

Hauptsache tun

Natürlich gibt es auch Typen, die sich von nichts abschrecken lassen. »Mich hat bisher noch nichts abgetörnt«, meint Brian (37, Unternehmer), und Walt (27, Marketingmanager) sagt: »Was mich am meisten abtörnt? Da fällt mir nichts ein.«

Für manche Männer, wie beispielsweise Dave (40, Analyst), ist es der größte Lustkiller, »nicht oft genug Sex zu haben. Man sollte es ständig tun!«, meint er.

Das bringt uns wieder zurück zu dem, was den Männern unserer Umfrage nach am wichtigsten ist. Wenn es um den Verkehr an sich geht, dann ist unser größter Trumpf nicht ein sexy Körper, eine ausgefallene Stellung oder eine kokette Ausdrucksweise. Es ist die aufrichtige Begeisterung für das Liebesspiel mit dem eigenen Partner!

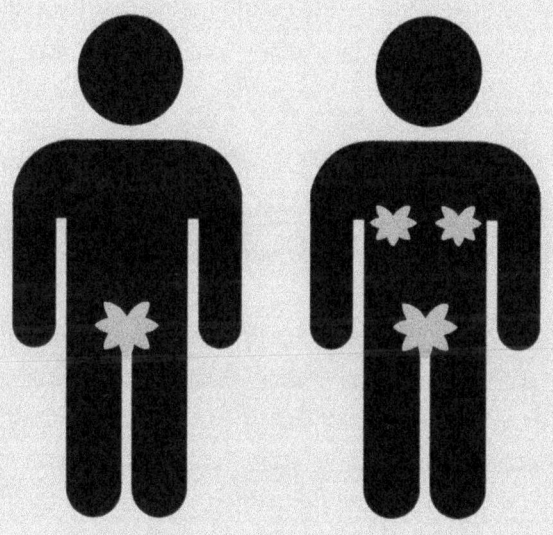

> *»Die Welt ist nach dem Sex nicht mehr dieselbe wie vorher.«*
>
> Serge, 27, Student

Wir haben darüber gesprochen, was vor und während des Liebesspiels geschieht. Aber was tut man hinterher? Unsere Umfrage enthüllt einige überraschende Geheimnisse bezüglich des postkoitalen Knutschens und Kuschelns. Lesen Sie, was die Frauen nach Meinung der Männer über das Knuddeln und die An- und Abtörner am Morgen danach wissen sollten, warum er nach dem Sex gern einschläft und was seinen Fluchtinstinkt weckt.

Was Frauen über die postkoitale Phase wissen sollten

Wenn ein Mann sich für *eine* Sache entscheiden müsste, die seine Partnerin über seinen postkoitalen Zustand wissen sollte, was wäre das wohl? Zunächst einmal sollten Sie ihn um jeden Preis *in Ruhe lassen,* wenn er nach dem Sex mit halb geschlossenen Augen und einem seligen Lächeln auf dem Gesicht neben Ihnen liegt. Wir verraten Ihnen auch, wieso:

Er befindet sich in einem Zustand der Glückseligkeit

Das Wort, das die Männer am häufigsten benutzten, um ihre Empfindungen nach dem Geschlechtsakt zu beschreiben, war »Glückseligkeit«. Steve (27, Kellner) formuliert es so: »Ich will den Zustand der Glückseligkeit einfach nur genießen.« Patrick (40, Schriftsteller) stimmt ihm zu: »Normalerweise bin ich hinterher total glückselig und ein bisschen platt.« Das ist ein verdammt gutes Zeichen, Ladys.

Sie können es als Kompliment sehen, wenn er hinterher um nichts in der Welt einen vollständigen Satz herausbringt. »Meistens hab ich nach dem Sex keine Kontrolle über mein Gehirn«, meint Jordan (45, Marketingdirektor). »Nach dem Sex bin ich überhaupt nicht voll zurechnungsfähig«, sagt auch Ted (27, Produktionsassistent). »Ich bin dann zu nichts zu gebrauchen.« Ned (48, Anwalt im Ruhestand) formuliert es noch drastischer: »Äh, welche Empfindungen, wovon reden Sie?«

Ruinieren Sie ihm diesen seligen Zustand nicht, indem Sie aus dem Zimmer rennen. »Lasst es nachklingen«, meint William (39, Unternehmensberater). »Springt nicht unmittelbar danach auf und rennt zur Toilette. Ich bade gern in den sinnlichen Empfindungen, genieße die Gerüche und das Verlangen, das von dem soeben Erlebten geweckt wurde.« Manche Männer beschreiben die postkoitale Phase mit nahezu religiöser Andacht: »Es ist heilig«, meint George (48, Marketingberater), und Serge (27, Student) sagt: »Die Welt ist nach dem Sex nicht mehr dieselbe wie vorher.«

Er sagt

In der postkoitalen Glückseligkeit sind wir total erledigt – körperlich, emotional und auch sexuell. Deshalb ist ein Schläfchen danach für uns fast so gut wie der Sex an sich.

Er ist hinterher sehr, sehr entspannt

Seien Sie nicht beleidigt, wenn Ihr Partner kurz vor dem Einschlafen ist – und auch nicht, wenn er es tatsächlich tut (mehr dazu später im Abschnitt »Schlafen oder nicht schlafen«, S. 238 ff.). Denn das Wort, das von den Befragten in Bezug auf ihre Empfindungen nach dem Sex am zweithäufigsten genannt wurde, ist »entspannt«.

»Entspannung und Schläfrigkeit sind kein schlechtes Zeichen«, meint T.J. (42, Musiker). »Ganz im Gegenteil. Je intensiver ein Orgasmus, desto länger brauchen wir, um uns zu erholen.« Männer, die oft unter Stress stehen, schätzen diese Augenblicke nach dem Geschlechtsakt ganz besonders. »Endlich bin ich mal entspannt«, erklärt Brian (37, Unternehmer), und Tom (31, Anwalt) meint:

»Ich will dann immer einfach nur dösen und mich entspannen. Vielleicht sogar schlafen.«

Die Männer, die wir befragten, wünschen sich, dass ihre Partnerinnen nach dem Liebesspiel einfach nur mit ihnen zusammen entspannen. Nicht die richtige Zeit also, um sich zu überlegen, was im Haushalt noch alles zu erledigen ist! »Können wir uns danach bitte einfach entspannen?!«, wünscht sich beispielsweise Ted (44, Logistikleiter). Auf den Punkt bringt es Peter (58, Krankenpfleger): »Entspannen und genießen, sonst will ich hinterher nichts.«

Er steht auf Kuscheln (ehrlich)!

Eines wollen wir ein für alle Mal klarstellen: Nach dem Sex wollen »auch Jungs gern kuscheln«, sagt Patrick (41, Marketingexperte). Tatsächlich hat eine überwältigende Mehrheit von 56 Prozent auf die Frage »Kuscheln nach dem Sex: Ja oder nein?« mit einem eindeutigen »Unbedingt!« geantwortet. So sagt beispielsweise Dave (41, leitender Angestellter): »Wenn der Sex richtig gut war, dann will doch keiner gleich gehen.« Nur fünf Prozent gaben an, hinterher lieber in Ruhe gelassen zu werden.

Weitere 39 Prozent machen es von der Situation abhängig. Einige sind nach dem Sex viel zu erledigt. »Wir wollen uns entspannen und gern auch kuscheln, aber wir sind meist viel zu fertig und müde dazu (ist also kein schlechtes Zeichen, wenn wir hinterher einschlafen)«,

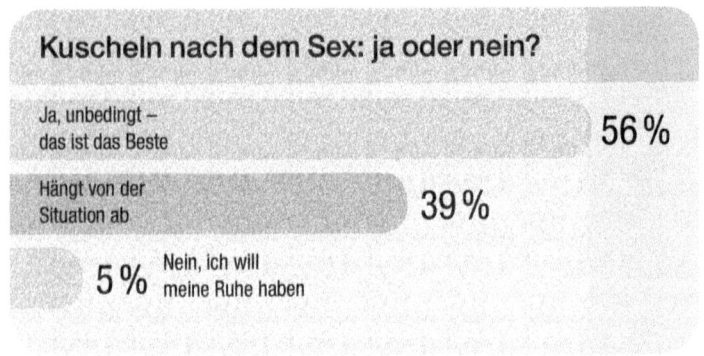

Kuscheln nach dem Sex: ja oder nein?

Ja, unbedingt –
das ist das Beste   **56 %**

Hängt von der
Situation ab   **39 %**

5 % Nein, ich will
meine Ruhe haben

meint Chris (34, Softwareentwickler). Andere wiederum preisen den guten alten Quickie. »Es muss ja nicht immer Kuscheln in Löffelchenstellung sein«, meint Oliver (42, Erzieher). »Manchmal sollte man einfach dem Quickie huldigen und es damit gut sein lassen.«

Falls Sie zu den glücklichen Frauen gehören, deren Partner gern auch hinterher noch weitermacht, dann liegen Sie nicht einfach nur untätig da. »Vielleicht hab ich ja immer noch nicht genug und wünsche mir ein bisschen mehr Action«, sagt Brian (29, Filmemacher). Dies betrifft auch das »friedliche Knutschen und Kuscheln«, das Clay (31, städtischer Angestellter) so gut gefällt, sowie alle zärtlichen Streicheleinheiten. »Ich liebe es, wenn sie gaaaaaanz leicht meine Brust streichelt«, meint Claude (34, Musiker). »Ich krieg dann so was wie einen Hautorgasmus, der mir fast genauso viel Stöhnen und Schaudern entlockt wie ein genitaler.«

Er sagt

Pssst, sagen Sie jetzt nichts. Stellen Sie sich vor, wir wären hier in einer Bibliothek. Fühlen Sie sich keinesfalls durch die drückende Stille dazu veranlasst, etwas zu sagen. Stattdessen schmiegen Sie sich an Ihren Partner und genießen es, nackt neben ihm im Bett zu liegen. Wir möchten das Gefühl der Trunkenheit genießen.

Heben Sie sich Beziehungsdiskussionen für eine andere Gelegenheit auf

Ja, Sie sind soeben körperlich intim geworden mit dem Mann Ihrer Wahl. Das bedeutet allerdings nicht zwangsläufig, dass er auch *emotional* intim werden möchte. Scott (29, Student) spricht für einige der von uns Befragten, wenn er sagt: »Kein guter Zeitpunkt, um über den Stand einer Beziehung zu sprechen.« Andy (45, Elektriker) ist noch etwas direkter: »Bitte nicht reden, bitte nicht reden, bitte, bitte!«

Das bedeutet nicht, dass er sich nach dem Sex nicht mit Ihnen verbunden fühlt. Sehr wahrscheinlich ist er gern mit Ihnen zusammen. Aber damit möchte er sich in diesem Moment nicht auseinandersetzen und es auch nicht in Worte fassen. »Ich bin hinterher nicht allzu gesprächig – und das liegt nicht daran, dass ich mich meiner

Partnerin nicht nahefühle oder so«, meint Simon (36, Programmierer). »Sie sollte einfach neben mir liegen und mit mir gemeinsam durch das Fenster den Mond betrachten, verstehen Sie?« Dem pflichtet auch Marcus (47, Geschäftsführer) bei: »Männer wollen nach dem Sex einfach nur kuscheln oder schlafen – aber auf keinen Fall reden.«

Selbstverständlich dürfen Sie zum Ausdruck bringen, wie sehr Ihnen das soeben Erlebte gefallen hat. »Es ist wichtig, auch darüber zu sprechen, ob es schön für einen war«, rät Randy (45, Lehrer).

Er braucht einen Moment, bis er wieder einsatzbereit ist

Lassen Sie Ihren Partner hinterher unbedingt ein wenig zu Atem kommen und sich erholen. Am besten behalten Sie Ihre Hände für ein Weilchen bei sich. »Nach dem Orgasmus ist der Penis äußerst sensibel. Man lässt ihn deshalb besser in Ruhe«, meint Mike (23, Student). »Wenn man sich noch weitere Orgasmen erhofft, wartet man einen kurzen Moment, bis er wieder bereit ist. Sonst tut es unter Umständen weh.«

Gönnen Sie Ihrem Liebsten also ein wenig Erholung. »Ich brauche ein Weilchen, bis ich wieder ganz bei Kräften bin«, erklärt Sam (52, Musiker). Viele würden sicher gern sofort in eine weitere Runde starten. Aber leider ist der Körper meist noch nicht so weit. Das kann unter Umständen auch mal länger dauern. »Meistens *will* ich ja

Er sagt

Der männliche Penis ist leider in gewisser Hinsicht eine Fehlkonstruktion. Das benötigte Blut muss von irgendwoher kommen (meist aus dem Gehirn), und nach dem Orgasmus fließt es dorthin zurück. Ehe es wieder dort angelangt ist, stellen wir fest, dass da eine wunderschöne Frau nackt neben uns liegt, und schon fließt es erneut hinunter zum Penis. Das alles braucht eine gewisse Zeit, also entspannen Sie sich, und genießen Sie.

eigentlich gleich weitermachen«, sagt Xavier (40, Techniker), »aber unter einer Stunde geht da gar nichts.« Manche Männer sind schon viel eher wieder bereit. »Ich brauche oft nur zehn Minuten, bis ich wieder kann«, meint Bob (28, Ingenieur).

Das bedeutet nicht, dass Sie in dieser Zeit gar nichts machen dürfen. »Mein Orgasmus muss nicht zwangsläufig bedeuten, dass jetzt alles vorbei ist«, meint Nigel (31, Wissenschaftler). »Es gibt auch noch andere Dinge, die man tun kann, um eine Frau zu befriedigen, bis man selbst wieder so weit ist. Und selbst wenn ich einschlafe, bin ich gern mit meiner Partnerin zusammen.«

Aber nicht alle Männer schlummern nach dem Sex ein. »Gönnt uns eine kurze Auszeit, und legt dann wieder los«, rät Ralph (34, Projektmanager). Oder nehmen Sie sich den Rat von J.B. (50, Softwareentwickler) zu Herzen: »Einmal ist keinmal, aber in der Zwischenzeit sollte eine Frau, hm, genau, sie sollte mir den Kopf auf die Schulter legen und schnurren, und dann mal sehen, was passiert.«

Er möchte danach seine Ruhe haben (nehmen Sie es nicht persönlich)

Etwa fünf Prozent der an unserer Umfrage Beteiligten gaben zu, dass sie nach dem Sex in Frieden gelassen werden wollen. »Sie soll mich in Ruhe lassen, ich will dann einfach nur schlafen«, meint Bruce (31, Finanzplaner). »Ich will mich ausruhen«, fleht Pete (42, Vertreter). John (24, Bauunternehmer) ist noch etwas deutlicher: »Meine Partnerin soll mich entweder in Ruhe lassen oder mir einen blasen, dann können wir gern noch eine Runde Sex haben.«

Lassen Sie sich aber nicht davon beunruhigen, wenn Ihr Partner sich nach dem Sex lieber zurückzieht. »Manchmal will ich einfach nur noch weg«, erklärt Matt (46, politischer Aktivist). »Das bedeutet aber nicht, dass ich meine Partnerin loswerden will.«

Nach dem Sex im Bett bleiben oder nicht?

Eine Reihe von Männern gab an, dass es sie total nerve, wenn eine Frau direkt nach dem Sex aus dem Bett springt. »Sie soll bloß nicht sofort ins Badezimmer stürmen«, meint Rick (27, Student).

Einige aber waren da anderer Ansicht. »Bevor wir einschlafen oder was anderes tun, wasche ich mich gern erst«, sagt zum Beispiel Alex (32, Manager). Dasselbe gilt dann auch für die Partnerinnen dieser Männer. »Geht und wascht euch!«, verlangt Greg (35, Softwaretechniker).

Man kann nicht sagen, wie er sich fühlt

Wie immer gab es auch zum Thema postkoitale Stimmung einige Antworten, die in keine der bereits erwähnten Kategorien passten:

»Vergesst nie, dass für uns die Sache normalerweise hinterher erledigt ist und wir lieber was anderes machen.« – *Joe (59, Unternehmensberater)*

»Wie ich mich nach dem Sex fühle, hängt ganz von der Frau ab. Einige sind ziemlich anlehnungsbedürftig; andere wiederum können sich hinterher nicht allzu lang entspannen und wollen gleich was anderes machen.« – *Boris (43, Kreativdirektor)*

»Für uns Männer ist die Sache völlig anders. Wir können das leider nicht steuern, zumindest den körperlichen Teil nicht.« – *Jack (52, Grafikdesigner)*

»Ich will hinterher immer chinesisches Essen!« – *Ben (40, Architekt)*

Schlafen oder nicht schlafen

Oft beklagen sich Frauen, dass ihre Partner gleich nach dem Sex einschlummern. (Obwohl, wenn wir ehrlich sind, Ladys: Passiert uns das nicht auch ab und zu?) Es gibt absolut keinen Grund, sich darüber zu ärgern. Denn das bedeutet nur, dass Ihr Partner sich in einem glückseligen Zustand befindet und jede Zelle seines Körpers ihm sagt, dass er jetzt gefälligst schlafen soll. »Die Biochemie unseres Körpers sorgt nun mal dafür, dass wir uns nach dem Sex fühlen, als hätten wir eine superstarke Schlaftablette eingeworfen, und wir sind für gewöhnlich ziemlich ausgelaugt, deswegen wollen wir am liebsten schlafen«, meint Richard (35, Lehrer). »Wenn ich gekommen bin, und ganz besonders, wenn das öfter der Fall war, dann will ich nur noch pennen«, meint Allen (35, Filmproduzent).

Vielen Männern ist durchaus klar, dass es nicht unbedingt ein Zeichen von Höflichkeit ist, wenn man unmittelbar danach einschläft, aber sie können einfach nicht anders. So sagt zum Beispiel Patrick (40, Schriftsteller): »Ich geb mir schon Mühe, mich nicht auf der Stelle umzudrehen und wegzupennen, aber wir sind nun mal ziemlich erledigt.«

Im Folgenden wollen wir Ihnen ein paar Gründe nennen, weshalb Ihr Partner gleich nach dem Liebesspiel zu schnarchen beginnt.

Sex ist anstrengend (und oft ist es spät)

Der Geschlechtsakt verlangt einem Mann eine ganze Menge ab, und zwar in mehr als nur einer Hinsicht. Ihr Mann könnte aus purer Erschöpfung einschlafen:

»Nach 45 Minuten Action und Anstrengung sind meine Batterien einfach alle.« – *Malcolm (34, Manager)*

»Ich bin verdammt fertig, weil ich so schwer geschuftet habe. Für mich ist Sex kein passives Erlebnis. Ich geh es gern sportlich an, mag es abwechslungsreich und geb alles.« – *Bob (28, Ingenieur)*

Er sagt

Ich gebe es zu, am besten schläft man in den ersten 30 Minuten nach dem Sex. Bitte drehen Sie uns keinen Strick daraus.

»Wir sind echt richtig müde, wir tun nicht nur so.« – *Sam (46, Unternehmensberater)*

»Sex kann einem Mann das letzte bisschen Energie rauben.« – *Sam (52, Musiker)*

»Das laugt mich wirklich aus, deshalb bin ich fertig hinterher (vor allem wenn ich gerade einen anstrengenden Tag hinter mir habe).« – *Kelly (27, Doktorand)*

»Erstens liegen wir im Bett. Zweitens sind wir meistens ziemlich erledigt, wenn wir gerade einen sexuellen Marathon hinter uns haben. Und drittens bin ich nach dem Sex in einem seligen Zustand, in dem ich total euphorisiert bin und vor mich hin träume.« – *Mike (23, Student)*

»Ich hab da zwei Theorien: Erstens weil ich müde bin. Und zweitens könnte es auch daran liegen, dass Singlemänner vor dem Einschlafen gern masturbieren, also ist das reine Konditionierung.« – *Nigel (31, Wissenschaftler)*

Mehr als ein Mann bezeichnete in unserer Umfrage Sex als »harte Arbeit« (da fragt man sich schon, wie sie mit den Anstrengungen einer Geburt klarkommen würden, oder?). »Wir sind es doch, die üblicherweise schuften«, meint Paul (29, Doktorand). »Und wenn es dann mal etwas länger dauert, laugt einen das ganz schön aus.«

Dann ist da natürlich noch die schlichte Tatsache, dass Männer nach dem Sex einschlafen, weil es »schon recht spät ist«, wie zum Beispiel John (24, Bauunternehmer) betont. Dies führt P.B. (51, Personalvermittler) noch weiter aus: »Oft ist es spät in der Nacht, dann sind wir nun mal müde. Wir wären normalerweise schon längst schlafen gegangen, aber für den Sex sind wir aufgeblieben.« Wenn man die späte Stunde, die vielen Anstrengungen und das bequeme Bett berücksichtigt, dann ist es also kein Wunder, dass Männer hinterher einschlafen. »Mir passiert das andauernd«, gibt Brian (29, Filmemacher) zu. »Ich bin abends normalerweise müde, und wenn ich mich dann auch noch so verausgabe, könnte ich auf der Stelle umkippen und einschlafen.«

Sex laugt aus

Ähnlich wie die Begründung »Ich schlafe ein, weil Sex so anstrengend ist« klingt auch die Erklärung, dass Sex einfach total »auslaugt«, wie es mehr als ein Mann formulierte. »Es raubt uns echt die letzte Energie«, meint Jordan (45, Marketingdirektor). »Es laugt einen Mann aus, in jeder Hinsicht.« Einige Männer nehmen das vollkommen wörtlich: »Erst weicht das Blut aus unserem Gehirn, und dann fühlen wir uns völlig erledigt, weil wir quasi Sport getrieben haben«, meint Chris (34, Softwareentwickler).

Sex ist entspannend

Ganz gleich aber, zu welcher Tages- oder Nachtzeit sie Sex haben und wie viel Energie sie darauf verwenden, geben viele Männer auch zu, dass sie hinterher einschlafen, weil sie so verdammt entspannt sind:

»Man ist so wunderbar entspannt, deshalb pennt man einfach weg.« – *William (39, Unternehmensberater)*

»Manchmal ist man einfach so unglaublich entspannt nach einer Runde Sex mit der richtigen Frau.« – *George (50, Anwalt)*

»Während man noch erregt ist, ist das Bedürfnis nach Schlaf unterdrückt. Wenn dieser Zustand der Erregung dann nachlässt, gewinnt das Schlafbedürfnis die Oberhand. Außerdem wirkt Sex so wahnsinnig entspannend und schlaffördernd; wir Männer sind nun mal so gepolt.« – *Sam (46, Unternehmensberater)*

»Ich bin absolut befriedigt und entspannt, deswegen schlafe ich so leicht ein.« – *Joe (59, Unternehmensberater)*

»Das ist ganz normal, weil wir so entspannt sind. Einfach perfekt.« – *Marcus (47, Geschäftsführer)*

»Beim Orgasmus lasse ich mich total fallen, ich lasse aufgestauten Druck ab, sodass ich hinterher vollkommen entspannt bin. Und in diesem Zustand friedlicher Gelassenheit drifte ich gern mal in den Schlaf ab.« – *J. B. (50, Softwareentwickler)*

»Ich bin so entspannt nach dem Orgasmus, dass ich nicht anders kann. Ich muss einfach schlafen.« – *Walt (27, Marketingmanager)*

»Ich bin beim Sex so high und krieg einen solchen Energieschub, dass ich hinterher meist total schläfrig werde. Ich schlafe dann entspannt ein.« – *Boris (43, Kreativdirektor)*

Sex ist befriedigend

Ein weiterer Grund ist das »Gefühl absoluter Erfüllung«, meint Luke (32, Student). »Wenn man guten Sex hatte, ist man manchmal so befriedigt, dass man unmittelbar danach einschläft«, sagt auch Peter (58, Krankenpfleger). »Zum Problem wird es nur, wenn die Partnerin nicht ebenso befriedigt ist wie man selbst.«

Der Rest ist Wissenschaft

Einige Männer führen die Schläfrigkeit nach dem Geschlechtsakt auf die »Natur« zurück, wie Xavier (40, Techniker). Richard (35, Lehrer) hat eine detailliertere Erklärung parat: »Abgesehen davon, dass wir einfach erschöpft sind, senden die Geschlechtsdrüsen beim Orgasmus einen Botenstoff ans Gehirn, damit schlaffördernde Hormone ausgeschüttet werden, die wiederum eine Euphorie auslösen und einen zugleich ermuntern, sich mit der Partnerin verbunden zu fühlen.«

Er sagt

Sind Sie schon einmal während einer Massage eingeschlafen? Genau so kann es sich anfühlen, wenn man
nach dem Sex einschläft. Man will es gar nicht unbedingt
und hält es auch für unhöflich, aber es ist nun einmal ein
so unglaublich tolles Gefühl!

Oder wie Ned (48, Anwalt im Ruhestand) es auf den
Punkt bringt: »Erst kommt die Entspannung, dann folgt
die Erschöpfung. Das ist alles reine Biochemie.«

Nachgeschenkt

Rechnet man noch ein paar Gläser Wein oder Bier in die
Gleichung ein, besteht noch eher die Gefahr, dass der
Partner direkt nach dem Liebesspiel einschläft. »Verdammt, ich bin sogar schon mal *beim* Sex eingeschlafen«,
meint Rob (36, Verkäufer). »Das liegt dann normalerweise
daran, dass ich betrunken oder verkatert bin.«

Schlafen ist einfach toll

Selbstverständlich sollte man den Schlaf nicht unterschätzen, wie viele, die Kinder haben, Ihnen gerne bestätigen werden. »Es ist nach dem Sex an sich fast das
Schönste, was es gibt«, meint Bruce (31, Finanzplaner).

Sie wollen nicht, dass er gleich danach verschwindet?

Es ist in der Tat möglich, dem Partner die Entspannung nach dem Sex so richtig zu vermiesen und ihn förmlich aus dem Haus zu treiben. Wollen Sie dies vermeiden, müssen Sie Folgendes beachten.

Reden Sie nicht pausenlos

Nach einem ausgiebigen Liebesspiel sollten Sie dem Drang, die Stille mit einem Gespräch zu füllen, unbedingt widerstehen. Der von den Teilnehmern an unserer Umfrage am häufigsten genannte Abtörner war ganz entschieden »zu viel Gerede«. Einige der Themen, die für Männer nach dem Sex absolut tabu sind, sind der Job, Ihre Exfreunde oder seine Exfreundinnen. »Auf keinen

Er sagt

Mein persönlicher größter Abtörner aller Zeiten (egal ob er oder Sie ihn sagen) ist: »Es ist nicht deine Schuld, das liegt an mir.« Auf Platz zwei folgt dichtauf: »Ich würde ja gern mit dir ausgehen, aber ich muss erst mal an mir selbst arbeiten.« Für was halten diese Menschen sich, ein Töpferprojekt, oder was?

Fall sollte eine Frau mich fragen, mit wie vielen anderen ich in meinem Leben bereits geschlafen habe«, wünscht sich Brian (29, Filmemacher). »Ich hasse es, wenn meine Partnerin sagt: ›Das war toll, du hast bestimmt eine ganze Menge Erfahrung.‹«

Nach dem Sex ist auch nicht der richtige Zeitpunkt, um über die Beziehung zu reden. Der richtige Zeitpunkt ist absolut entscheidend. »Für mich ist es der absolute Abtörner, wenn sie hinterher über Dinge reden will, die noch besser werden müssen in der Beziehung (und zwar abgesehen vom Sex)«, erklärt Sam (52, Musiker). »Oder wenn sie mit irgendwas ankommt, worüber man eigentlich ein anderes Mal reden sollte.« Matt (46, politischer Aktivist) meint: »Es ist nicht der richtige Zeitpunkt, um Dinge zu sagen wie: ›Lass uns über uns sprechen‹ oder: ›Wohin soll unsere Beziehung eigentlich führen?‹«

Ganz wichtig ist auch, dass es oftmals den Augenblick ruiniert, wenn man zu viel redet. »Quasselt nicht so viel«, meint William (39, Unternehmensberater). »Lasst uns den Augenblick genießen und uns ganz dem sinnlichen Erlebnis hingeben, das wir soeben geteilt haben.«

Nach dem Sex, so scheint es, ist Schweigen also wirklich und wahrhaftig Gold.

Kritisieren Sie ihn nicht

Sicher kennen Sie den weisen Spruch: »Wenn man nichts Nettes zu sagen hat, soll man besser gar nichts sagen«? Diese Weisheit trifft insbesondere unmittelbar nach dem Sex zu. Eine weitere todsichere Methode, die Stimmung nach dem Geschlechtsakt zu ruinieren, ist es, sein Aussehen, seine Techniken, seine Persönlichkeit oder irgendetwas anderes an ihm zu kritisieren. »Für mich ist es in einer ernsthaften Beziehung der schlimmste Abtörner nach dem Sex, wenn sie mich auf irgendwelche Makel an meinem Körper hinweist oder sie verletzende Dinge sagt«, meint Jordan (45, Marketingdirektor). »In diesen Momenten ist man äußerst sensibel und verletzlich.« Randy (45, Lehrer) pflichtet ihm bei und meint, dass das im Grunde dasselbe sei, wie »mir zu sagen, dass ich unattraktiv oder nicht sexy bin.« (Machen Frauen so etwas wirklich? Wie gemein!)

Manche Männer wollen überhaupt keine Bewertung oder Ähnliches hören. »Ich hasse es, wenn man hinterher an mir herummäkelt«, meint Robert (39, Anwalt). »Ich erwarte keine überschwänglichen Komplimente, aber ich will auch nicht kritisiert werden.«

Klammern Sie nicht

Es tut uns leid, Ihnen das sagen zu müssen, aber nur weil Sie mit einem Mann zur Sache gekommen sind, heißt das noch lange nicht, dass Sie einen Partner fürs Leben gefunden haben. (Bitte nicht schießen, wir sind nur die Übermittler der Nachricht.) Den Antworten der Männer zufolge, die wir in unserer Studie befragten, ist es der größte postkoitale Abtörner, wenn eine Frau »dem Sex mehr Bedeutung beimisst, als es tatsächlich der Fall ist«, wie Paul (29, Doktorand) uns erklärt. »Es weckt bei mir echt den Fluchtinstinkt, wenn eine Frau denkt, Sex wäre mit Ehe und damit auch mit gemeinsamen Kindern gleichzusetzen«, meint Mike (23, Student). »Wenn ich das vorher wüsste, würde ich mich gar nicht erst auf Sex einlassen mit einer solchen Klette.«

Er sagt

Mein Rat: Der beste Zeitpunkt, um über die Beziehung und eine gemeinsame Zukunft zu reden, ist gekommen, wenn man schon mindestens 50 Mal miteinander geschlafen hat, vorher nicht.

»Es macht mir Angst, wenn eine Frau gleich an eine Beziehung denkt, vor allem dann, wenn es unser erstes Mal war«, findet auch Allen (35, Filmproduzent). Jordan (45, Marketingdirektor) gibt an, dass es zwar ganz von der Situation abhängt, was ihn abtörnt, aber »wenn ich in einer eher lockeren Beziehung zu einer Frau stehe, dann ist es ohne Zweifel am schlimmsten für mich, wenn sie mir ihre unsterbliche Liebe gesteht.«

Ihr Partner findet also vielleicht durchaus Gefallen am Kuscheln, braucht aber auch eine gewisse emotionale Distanz nach dem Liebesspiel, insbesondere dann, wenn Sie sich noch nicht so lange kennen. Männer wie zum Beispiel Tom (31, Anwalt) gaben an, dass es auf sie total abtörnend wirkt, wenn man ihnen »nicht genügend Freiräume lässt«, während David (43, Systemadministrator) sagt, dass er es schrecklich findet, wenn eine Frau ihn »zu früh in eine Beziehung drängen will«.

Es kommt dabei allerdings immer auch auf den Kontext an. Wenn man schon eine Weile ein Paar ist, dann scheint es das Normalste der Welt zu sein und auch durchaus angemessen, sich gegenseitig seine Liebe zu gestehen. Und welcher Zeitpunkt würde sich dafür besser eignen als direkt nach dem Liebesspiel?

Was diese Männer meinen, ist, wenn eine Frau sich zu früh eine Beziehung erhofft (zum Beispiel nach dem ersten gemeinsamen Sex), noch ehe man sich richtig kennenlernen konnte. Das ist gar nicht so dumm, denn vielleicht finden Sie ihn ja nach ein paar Monaten selbst gar nicht mehr so toll. Wer dazu neigt, sich gefühlsmäßig schnell an jemanden zu binden, mit dem er geschlafen hat, der sollte mit dem Sex abwarten, bis beide Partner sich etwas besser kennengelernt haben. Beim ersten Sex kann man schnell von leidenschaftlichen Gefühlen überwältigt werden. Aber man sollte dabei nicht vergessen: Manchmal bedeutet Sex nicht viel mehr, als dass man sich (körperlich) zu der Person hingezogen fühlt. Also immer schön realistisch bleiben, und nicht gleich das Herz verlieren.

Bereuen Sie nichts

Das Gegenteil vom Klammern sind Selbstvorwürfe – und zwar in seiner Gegenwart –, dass man überhaupt mit ihm geschlafen hat. Einige der von uns befragten Männer gaben ein solches »Bereuen« als weiteren Abtörner an. »Eine Frau sollte sich nicht schuldig fühlen oder sich unsicher zeigen wegen dem, was zwischen ihr und mir passiert ist, oder sich über irgendwas aufregen. Stattdessen sollte sie mir viel lieber routiniert die kalte Schulter zeigen und sich weigern, darüber zu sprechen«, meint Nigel (31, Wissenschaftler).

»Als ich noch auf dem College war, hat mir einmal eine Frau am nächsten Morgen gestanden, dass ›das alles viel zu früh passiert ist‹«, meint Patrick (41, Marketingexperte). »Das war ein richtiger Abtörner. Es gibt nichts Schlimmeres, als wenn eine Frau bereut, dass sie mit einem geschlafen hat.«

Andere Männer nannten als größte postkoitale Spielverderber Dinge wie »so tun, als sei nichts gewesen« (Marcus, 47, Geschäftsführer), »wenn sie sich offensichtlich unwohl fühlt in meiner Gegenwart« (J.B., 50, Softwareent-

wickler), »wenn sie so tut, als wäre das Ganze nie gesche-
hen« (Rick, 27, Student), und »wenn sie über die Risiken
von dem, was zwischen uns passiert ist, spricht« (Dave,
41, leitender Angestellter).

Also übernehmen Sie Verantwortung für Ihr Handeln!
Wenn Sie am nächsten Morgen aufwachen und feststel-
len, dass Sie einen riesigen Fehler gemacht haben – weil
Sie zum Beispiel ein bisschen zu viel getrunken haben
und mit Ihrem Nachbarn im Bett gelandet sind –, dann
warten Sie bitte ab, bis er gegangen ist, ehe Sie sich die
Haare raufen. Wer weiß? Vielleicht heiraten Sie ihn ja eines Tages. Es würde Ihnen bestimmt nicht gefallen, wenn
er dann jedes Mal auf die Frage »Und, wie habt ihr euch
kennengelernt?« ausführlich berichtet, dass Sie es nach
dem ersten Mal kaum erwarten konnten, ihn vor die Tür
zu setzen.

Bleiben Sie Sie selbst

Interessanterweise scheinen einige der Männer, die sich
an unserer Umfrage beteiligten, schon einmal mit einer
Frau im Bett gewesen zu sein, die sich am nächsten Morgen als eine völlig andere – und vor allem ziemlich ver-
rückte – Person erwiesen hat. Mehr als nur einer gab an,
eine Frau getroffen zu haben, die »sich am nächsten Tag
vollkommen anders verhielt als in der Nacht zuvor«, so
zum Beispiel Simon (36, Programmierer). Auch das ist für
viele ein echter Abtörner.

»Ich krieg eine Gänsehaut, wenn ich mir überlege, was mich dazu bringen würde, davonzulaufen«, meint Richard (35, Lehrer). »Ich hab so was noch nie erlebt und kann mir nicht vorstellen, was mich dazu bewegen würde – außer wenn eine Frau sich wie verwandelt zeigt und sich ganz anders benimmt, sodass sie einem schon fast geistesgestört vorkommt.«

Wieder andere Männer nannten »irrationale Reizbarkeit oder Zickigkeit« (George, 50, Anwalt) oder »wildes Tanzen oder wenn sie Sachen durchs Zimmer schleudert« als Abtörner. T.J. (42, Musiker) rät ebenfalls zur Vorsicht, wenn es um übertriebene Heiterkeit geht. Es törnt ihn beispielsweise ab, wenn sie »die ganze Zeit kichert und mich neckt. Kichern ist nie gut, nicht während und nicht nach dem Sex. Eine Frau, die witzig ist, ist prima, aber Kichern geht gar nicht.«

Zünden Sie sich keine Zigarette an

Sind Sie Raucherin? Dann möchten wir Ihnen nun einen guten Grund nennen, mit dem Rauchen aufzuhören: Es ist im Bett ein echter Abtörner – wenn man den Männern, die sich an unserer Umfrage beteiligten, glauben will. Ted (44, Logistikleiter) geht sogar so weit, dass er das Rauchen fast so schlimm findet wie die absolut verbotene Frage: »Was denkst du gerade?«

Er sagt

Lachen ist die beste Medizin, es sei denn, Sie befinden sich mitten im Liebesspiel. Ganz gleich, was Sie sagen, ein Mann wird annehmen, dass Sie sich über die Größe seines Penis lustig machen, und das macht wirklich alles kaputt. Wenn Sie unbedingt lachen müssen, dann überspielen Sie das mithilfe einer cleveren Lüge. Sagen Sie zum Beispiel: »(kicher, kicher) Ich kann gar nicht glauben, dass ich so lange gebraucht habe, bis ich endlich mit dir im Bett gelandet bin. Dabei bist du so unglaublich toll! Und dein Penis ist riesengroß!«

Laufen Sie nicht sofort ins Bad

Zuvor haben wir Ihnen gesagt, dass die meisten Männer es gern sehen, wenn Frauen auf körperliche Hygiene achten. Trotzdem sollten Sie das nicht dazu veranlassen, dieser Gewohnheit gleich in der Sekunde nachzukommen, da das Liebesspiel beendet ist. Peter (58, Krankenpfleger) ist beispielsweise einer der Männer, die es für einen echten Stimmungskiller halten, wenn ihre Partnerin »direkt danach wegrennt und unter die Dusche springt«. Sex kann schmutzig sein, aber nicht im wörtlichen Sinn, und Ihr Partner ist das hoffentlich auch nicht. »Rennt nicht gleich unmittelbar danach ins Bad, um euch zu waschen«, meint Ben (40, Architekt). »Lasst euch Zeit, entspannt euch und bleibt eine Weile einfach nur liegen.«

Wenn Sie unbedingt direkt nach dem Sex ein Bad nehmen möchten, dann laden Sie ihn doch ein, mit Ihnen in die Wanne zu steigen. Vielleicht wecken Sie auf diese Weise sogar sein Interesse für eine nette Fortsetzung. Falls Sie doch allein das Bett verlassen, um sich zu säubern, dann seien Sie rücksichtsvoll. Andy (45, Elektriker) berichtet zum Beispiel von einer Frau, die »die Bettdecke mit unter die Dusche nahm. Die war echt eiskalt.«

Streben Sie nach einem Happy End

Sicher gibt es eine ganze Reihe von Männern, denen so gut wie nichts die Stimmung nach dem Sex verderben kann. »Mir ist das noch nie passiert«, meint Patrick (40, Schriftsteller). Auch Claude (34, Musiker) kann sich »nichts vorstellen, was ihn dazu bringen würde, nach dem Sex die Flucht zu ergreifen«. Wir raten Ihnen aber, bei dieser Sorte Mann dennoch nicht zu weit zu gehen. Es mag diese Männer nicht stören, wenn Sie rauchen, Kritik an ihnen üben, hinterher gleich die Hochzeit planen oder direkt nach dem Sex unter die Dusche stürmen. Trotzdem würden wir ein solches Verhalten nicht empfehlen – es sei denn, Sie sind schon eine ganze Weile mit ihm zusammen.

Aber was sollte man stattdessen tun? Kuscheln Sie sich an ihn, genießen Sie den Augenblick, und lassen Sie sich in den Schlaf sinken. Es gibt nichts Besseres, und er wird es Ihnen auf ewig danken.

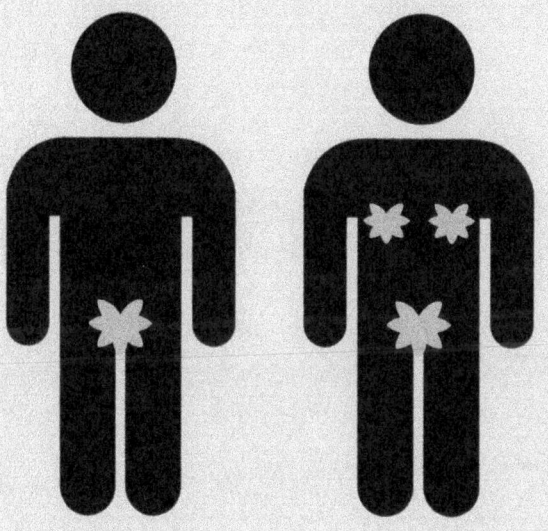

> »Meine Fantasien sind abgedroschen, banal und stereotyp, aber es sind meine, und ich bin stolz auf sie.«
>
> Ned (48, Anwalt im Ruhestand)

Sicher haben Sie schon einmal gehört, dass Männer statistisch gesehen alle paar Minuten an Sex denken. Angenommen, das entspricht der Realität: Was genau denken sie denn dann? In diesem Kapitel gewähren die Männer uns einen kurzen Einblick in ihre geheimen erotischen Wünsche – Wünsche, die sie zwar womöglich nicht ausleben, die sie aber dennoch antörnen.

Was Frauen über die sexuellen Fantasien der Männer wissen sollten

Können Sie sich vorstellen, was Sie nach Meinung Ihres Partners über seine sexuellen Fantasien wissen sollten? Täuschen Sie sich nicht, er hat *garantiert* sexuelle Fantasien, das ist absolut normal. Leider will man »den Männern immer wieder einreden, dass das nicht richtig sei«, meint Jack (52, Grafikdesigner). So traurig es ist, auch auf Frauen trifft das zu. Was im Grunde eine Schande ist, denn geheime Fantasien sind für gewöhnlich die zuverlässigste und erfreulichste Methode, sich selbst in Stimmung zu bringen. Folgendes sollten Sie zu diesem Thema wissen.

Er hat unzählige Fantasien, und das ist gut so

Zunächst sollten Sie wissen, dass jeder Mann, ganz gleich, wie glücklich er mit seiner Partnerin ist, »verborgene Fantasien« hat, wie Robb (59, Wissenschaftler) bestätigt. Sie haben sogar »ziemlich viele«, so Gene (64, Autor).

In seiner Fantasie kann er seinen Gedanken freien Lauf lassen. »Wir stellen uns vor, wie wir mit den unterschiedlichsten Frauen Sex haben, mit echten und mit imaginären, denn das ist nicht weiter schlimm, und es macht Spaß, und außerdem können wir das gar nicht verhindern, liegt in unserer Natur«, meint Richard (35, Lehrer). »Meine Fantasien sind abgedroschen, banal und stereotyp, aber es sind es meine, und ich bin stolz auf sie«, gesteht Ned (48, Anwalt im Ruhestand) verschmitzt.

Allerdings sollte Sie eines wissen: Auch wenn solche Fantasien für einen Mann eine gute Möglichkeit sind, sexuelle Energien zu kanalisieren, können sie richtigen Sex niemals ersetzen. »Mit Fantasien beschäftige ich mich nur, wenn ich masturbiere«, bemerkt J.B. (50, Softwareentwickler). »Ich bin lieber mit einer echten Frau zusammen.« Wahrscheinlich ist eine solche echte Frau oder seine Partnerin sogar Gegenstand dieser Fantasien. »In den meisten Fällen habe ich in meiner Fantasie mit einer Frau schon alles gemacht, was man sich vorstellen kann, bevor ich es dann wirklich mit ihr tue«, erklärt Ben (40, Architekt).

Sexuelle Tagträume können helfen, »das Sexleben zu verbessern, und sollten deshalb nicht verurteilt werden«, meint Chris (34, Softwareentwickler). Peter (58, Krankenpfleger) fügt hinzu: »Solche Fantasien bereichern das Sexleben durch eine weitere Dimension.«

Er sagt

Fantasien sind Übungen für den Ernstfall. Bisweilen sind sie auch eine sichere Alternative, wenn Sie nicht in Stimmung sind oder wir gerade nicht können.

Sie heißen nicht umsonst Fantasien

Lassen Sie sich nicht verunsichern, für den Großteil der Männer sind Fantasien nichts weiter als Fantasien. »Nur weil man sie ständig im Kopf hat, bedeutet das nicht, dass man gleich loszieht und sie in die Realität umsetzt«, meint David (43, Systemadministrator). »Im Normalfall sind sie nicht gefährlich«, sagt auch George (48, Marketingberater). Ganz gleich, wie sehr seine Fantasien ins Detail gehen, würden sie wohl in der Realität trotzdem

»keinen Mann ins Gefängnis bringen«, wie Greg (35, Softwaretechniker) betont.

Wichtig für Sie ist, dass seine Fantasien für Sie keinerlei Bedrohung darstellen. »Unsere geheimen Wünsche mögen in der Fantasie ja ganz gut klingen, aber in der Realität sähe das vermutlich anders aus. Die reine Katastrophe«, gesteht Jordan (45, Marketingdirektor). »Wenn ich vor mich hin fantasiere, heißt das nicht, dass mich meine Partnerin nicht mehr anmacht«, erklärt T.J. (42, Musiker).

Den meisten Männern reicht es, wenn sie ihre Fantasien im Reich der Vorstellungskraft ausleben können. »Sie im echten Leben auszuprobieren wäre zwar vielleicht ganz witzig, muss aber nicht sein«, sagt T.J. Womöglich haben Männer gar kein Interesse daran, sie wahr werden zu lassen. »Es sind Fantasien ... und nicht zwangsläufig Sehnsüchte«, meint Allen (35, Filmproduzent). Matt (46, politischer Aktivist) fügt hinzu: »Wenn ich Fantasien nachhänge, heißt das nicht, dass ich meiner Freundin gleich untreu werde. Außerdem ist ja auch nicht gesagt, dass ich sie unbedingt mit ihr oder mit irgendeiner anderen Frau ausleben will.«

Das ist der Grund, weshalb ein Mann seine Fantasien vor seiner Partnerin verschweigt. »Eine Frau muss meine geheimen Fantasien nicht unbedingt kennen«, meint Brian (29, Filmemacher). »Deshalb sind es ja Fantasien. Wenn sie Wirklichkeit werden, ist das toll; wenn nicht, dann bleiben sie eben im Reich der Fantasie.«

Er sagt

Ein Freund von mir nennt sexuelle Fantasien »den siche-
ren Hafen der Erotik«. Er kann dabei seiner Vorstellungskraft freien Lauf lassen und muss kein Unverständnis von
seiner Partnerin befürchten, die vielleicht kein Verständnis für seine Fantasien hätte. Dabei sind die meisten geheimen Fantasien absolut normal und auch ein Zeichen
für einen wunderbar einfallsreichen Liebhaber.

Für einen Mann sind Fantasien etwas Gutes, und sie machen Spaß, ganz gleich, ob sie nun ausgelebt werden oder
nicht. »Nur weil ich bestimmte geheime Fantasien habe,
heißt das nicht, dass ich sie mit meiner Partnerin in die
Tat umsetzen will«, meint Patrick (41, Marketingexperte).
»Und auch andersrum trifft das zu. Wenn sie wilde sexuelle Fantasien hat, dann ist das in Ordnung. Ich bin nicht
beleidigt, wenn ich nicht darin vorkomme. Deshalb heißen sie ja auch Fantasien.«

Er möchte mit Ihnen über seine Fantasien sprechen

Wenn es nach den von uns Befragten geht, dann wollen
die Männer ihre Fantasien gern mit ihren Partnerinnen
teilen – sofern sie davon ausgehen könnten, dass die Re-

aktionen durchweg positiv wären. »Ich wünschte, sie würde ebenfalls Gefallen an ihnen finden und mitspielen«, gesteht Sam (52, Musiker). »Ich rede gern darüber, deshalb sollte meine Partnerin Interesse zeigen und mich ermutigen«, meint auch Claude (34, Musiker). »Es sollte natürlich auf keiner Seite zu verletzten Gefühlen führen.«

Vor allen Dingen wünschen sich die Männer, dass ihre Partnerinnen ein wenig nachsichtig mit ihnen sind. »Ich fände es gut, wenn sie nicht allzu streng mit mir wäre«, meint Rob (36, Verkäufer). Bei manchen Männern muss man nicht lange über ihre Fantasien rätseln: »Die Frauen, mit denen ich bisher zusammen war, *kannten* alle meine Fantasien«, erklärt Paul (29, Doktorand).

Selbst wenn er mit Ihnen über seine Fantasien spricht, erwartet er deshalb nicht gleich, dass Sie sie für ihn Wirklichkeit werden lassen. Manchmal reicht es schon, über einen sexuellen Tagtraum zu sprechen, allein das ist schon sehr erotisch. »Nicht jede sexuelle Fantasie muss zwangsläufig Wirklichkeit werden«, meint Dave (41, leitender Angestellter). »Allein sich zusammen einer solchen Fantasie hinzugeben ist äußerst reizvoll.«

Andererseits würde es ihm sicher nichts ausmachen, wenn Sie seine Träume buchstäblich wahr werden lassen würden. Und das bringt uns bereits zu unserem nächsten Punkt.

Einige seiner Fantasien würde er gern in die Tat umsetzen

Viele der Männer, die sich an unserer Umfrage beteiligten, gaben an, dass es ihnen durchaus gefallen würde – sehr sogar –, wenn ihre Partnerinnen sich darauf einließen, einige ihrer erotischen Tagträume in die Tat umzusetzen. »Ich wünschte, eine Frau wüsste, wie sie meine Fantasien Wirklichkeit werden lassen kann«, meint Steve (27, Kellner). »Eine Frau sollte die Initiative ergreifen oder sich bereitwillig auf ein paar harmlosere Fantasien mit mir einlassen«, meint Clay (31, städtischer Angestellter). P.B. (51, Personalvermittler) hingegen wünscht sich, dass Frauen »abenteuerlustiger sind – neue Dinge ausprobieren und mal andere Klamotten tragen«.

Aber nicht jeder Mann will seine Tagträume unbedingt ausleben: »Einige sollten im Reich der Fantasie bleiben, aber andere würden auch in der Realität sicherlich Spaß machen«, erklärt Brian (37, Unternehmer). Andere wiederum würden es sehr begrüßen. »Ich würde sie gern irgendwann alle ausprobieren«, meint Sam (46, Unternehmensberater).

Aber täuschen Sie sich nicht: Wenn überhaupt, dann möchte Ihr Partner seine Fantasien mit *Ihnen* ausleben. »Ein Mann, der seine Fantasien gern in echt testen würde, würde das natürlich nicht mit irgendeinem Mädchen tun wollen«, erklärt Serge (27, Student). »Ich will sie mit meiner Freundin erleben«, sagt auch Rob (45, Unternehmensberater). Den Männern ist klar, dass es das Liebesleben unglaublich bereichern kann, wenn man seine Fantasien in die Tat umsetzt. »Wenn man gemeinsam Fantasien wahr werden lässt, kann man unglaublich viel Spaß zusammen haben«, meint Patrick (41, Marketingexperte).

Bitte beachten Sie aber: Während manche Männer ihre Fantasien bereitwillig und offen mit ihren Partnerinnen teilen können, gibt es auch andere, die es etwas subtiler angehen und hoffen, dass ihre Partnerin auf einen dezenten Wink zu reagieren versteht. »Ist zwar ganz normal, aber manchmal macht es alles kaputt, wenn man über eine Fantasie erst mal spricht«, meint Robert (39, Anwalt). »Einige Menschen sind viel zu schüchtern, um ihre Fantasien in Worte zu fassen, deshalb beschränken sie sich auf dezente Hinweise. Und wenn das der Fall ist, kann es sein, dass es auf diesen Menschen wie Kritik wirkt, wenn man es dann ausspricht (›Du willst dir also einen runterholen und auf mir kommen, während ich Strapse trage?‹). Statt viele Worte zu verlieren, sollte man daher Taten sprechen lassen – also Strapse anziehen und mir einfach sagen, dass ich mir einen runterholen soll; eine Frau sollte meine Fantasie zu ihrer eigenen machen; und wenn sie es nicht meinen Vorstellungen entsprechend umsetzt, dann sag ich ihr das schon. Man muss einfach ein wenig subtiler vorgehen und kreativ bleiben.«

Er sagt

Wenn wir uns in einer Beziehung wohlfühlen, neigen wir eher dazu, unsere Fantasien mit der Partnerin zu teilen. Aber rennen Sie bitte nicht gleich schreiend davon und behandeln uns wie Aussätzige, wenn wir es tun.

Vielleicht denkt er dabei an andere Frauen (aber das ist in Ordnung)

Die folgende Erkenntnis mag Sie schockieren, aber in *ganz seltenen* Fällen kann es vorkommen, dass ein Mann vom aktuellen Bikinimodel auf der *Sports Illustrated* träumt, während er mit seiner Partnerin zusammen ist. Tatsächlich sind diese Tagträume bei einigen Männern doch nicht ganz so selten. »Ich bin in meiner Vorstellung oft mit anderen Frauen zusammen«, gesteht Joe (59, Unternehmensberater). Den Antworten zufolge, die wir in unserer Umfrage erhielten, betrachten viele Männer Fantasien mit anderen Partnerinnen als ganz normalen und völlig harmlosen Zeitvertreib. Seien Sie ehrlich: Haben Sie selbst noch nie an jemand anderen gedacht, während Sie die Leidenschaft fest in ihrem Griff hatte?

Es kann also durchaus sein, dass Ihr Partner in seiner Fantasie mit anderen Frauen zusammen ist, doch das bedeutet nicht, dass er vorhat, Sie zu betrügen. Matt (46, politischer Aktivist) bringt auf den Punkt, was viele Männer, die sich an unserer Umfrage beteiligten, fühlen: »Ich denke, meine Partnerin würde denken, dass ich sie nicht mehr will, wenn ich ihr von all den Frauen erzählte, mit denen ich jedes Mal, wenn ich an sie denke, im Geiste schlafe. Das sind nichts als Gedanken, fast schon ein Reflex, so nach dem Motto: ›Wahnsinn, hat die ein hübsches Gesicht‹, aber stattdessen denke ich unwillkürlich: ›Himmel, würde ich mit der gern schlafen.‹ Wahrscheinlich würde ich es in echt nie tun, aber ich denke eben gern darüber nach – so was wie mein persönlicher Porno, den ich mir jederzeit umsonst ansehen kann. Ich hab weibliche Bekannte, mit denen ich in Gedanken ständig Sex habe, aber ich würde denen nie etwas davon sagen, und auch meiner Freundin würde ich das nie erzählen.«

Möglicherweise dienen die Fantasien Ihres Partners sogar einem ganz wichtigen Zweck, wenn Sie gerade nicht da sind. »Wir benutzen unsere Fantasien manchmal, wenn unsere Partnerinnen gerade nicht zur Verfügung stehen. Folglich denken wir dabei wenigstens an sie«, meint Alex (32, Manager).

Er hat viele verschiedene Fantasien

Vielleicht fragen Sie sich, *worüber* Männer denn nun konkret fantasieren? Die Fantasien, die die Männer in unserer Umfrage beschrieben, waren wirklich unterschiedlichster Art. Manche waren wild, andere schlüpfrig, und

in einigen ging es um so harmlose Dinge wie eine Partnerin, die die Initiative ergreift:

»Normalerweise hab ich in meiner Fantasie an Orten
und in Situationen Sex, wie es mir im wirklichen Leben noch nicht passiert ist.« – *Tom (31, Anwalt)*

»Mich törnen Lesben unheimlich an. Ich versteh das
zwar auch nicht, aber es ist nun mal so.« – *Patrick (40,
Schriftsteller)*

»In meiner Fantasie ist es meist die Frau, die mich
verführt.« – *Randy (45, Lehrer)*

»Das Einzige, was in meiner Fantasie immer wieder
auftaucht, ist eine Frau, die total versessen darauf
ist, alles zu tun, was ich mir wünsche, und das jederzeit. Das macht mich total scharf, und dabei darf ich
mich entspannt zurücklehnen: Ich muss nicht erst
lange auf sie einreden.« – *Simon (36, Programmierer)*

»Für mich ist es Analsex, eine ganz neue Dimension.« – *John (24, Bauunternehmer)*

»Ich würde es gern mal mit Partnertausch versuchen. Ich fühle mich sicher in meiner Beziehung und
würde meiner Frau gern mal zusehen, wie sie es mit

einem anderen Mann oder vielleicht sogar einer Frau treibt.« – *Walt (27, Marketingmanager)*

»Ich hab nicht besonders viele sexuelle Fantasien.« – *Kelly (27, Doktorand)*

»Es gibt im Grunde so gut wie nichts, was ich nicht gern mal ausprobieren würde.« – *Morgan (27, Finanzberater)*

Er sagt

So unglaublich es klingt, aber nicht in jeder männlichen Fantasie kommt ein Bier in einer Hand vor, die Fernbedienung in der anderen, während sie ihm während einer Fußballübertragung im Fernsehen einen bläst.

Vieles von dem, was man gemeinhin für die üblichen Männerfantasien hält, stimmt gar nicht. Zum Beispiel stehen nicht alle Männer auf »Sex mit mehreren Partnern«, wie Dave (40, Analyst) betont. Die Fantasien sind so individuell, wie die Männer selbst.

Die Pornofrage

Nichts verbreitet so viel Unsicherheit unter den Frauen wie die Pornofrage. Warum stehen Männer darauf? (Natürlich trifft das nicht auf alle zu.) Bedeutet es, dass er Sie nicht attraktiv findet? Soll man sich mit ihm gemeinsam einen Porno ansehen, oder soll man ihn zwingen, das Ding loszuwerden? Selbst Frauen, die ihre eigene Erotiksammlung besitzen, kann es unter Umständen treffen, wenn ihr Partner einen Stapel Erotikmagazine vor ihnen versteckt hält. Wir können Ihnen eines sagen: Entspannen Sie sich!

Er braucht seine Pornos

Ob es Ihnen nun gefällt oder nicht, aber Pornos sind ein fester, unentbehrlicher Bestandteil der männlichen Psyche. Der Großteil der Männer in unserer Umfrage gab offen zu, dass sie Pornos brauchen, und nennen sie sogar »eine Notwendigkeit«, wie beispielsweise Luke (32, Student), oder »einen festen Bestandteil des Lebens«, so Bob (28, Ingenieur). Alle Männer, »ganz gleich, ob verheiratet oder solo«, wie Steve (27, Kellner) meint, finden Gefallen daran. »Wir brauchen sie einfach«, sagt Pete (42, Vertreter). Je früher eine Frau das einsieht, desto besser. »Pornos gehören in unser Leben – also akzeptiert das!«, meint Paul (29, Doktorand).

Er sagt

Wenn seine Pornos Sie wirklich stören, dann besorgen Sie sich Ihre eigenen. Falls das wiederum ihm nicht behagt, dann reden Sie mit ihm darüber. Ansonsten lassen Sie ihm die Freude (solange seine Pornos außer Reichweite der Kinder sind).

Für manche Männer sind Pornos etwas so Alltägliches, dass es für sie keine große Sache ist, sie anzusehen. Für Männer wie P. B. (51, Personalvermittler) hat ein Interesse an Pornos »nichts zu bedeuten«. Tatsächlich »betrachten wir Pornos als reines Vergnügen«, wie Andy (45, Elektriker) angibt.

Zu ihrer Verteidigung machten einige Männer sich die Mühe zu erklären, dass ein Interesse für Pornografie eine »ganz gewöhnliche Sache« sei. »Wir interessieren uns schon dafür, seit wir kleine Jungs waren, Pornos sind ungefährlich, rein privat, ganz normal und ein übliches Ventil, das nichts mit euch Frauen zu tun hat«, sagt Claude (34, Musiker). Marcus (47, Geschäftsführer) fügt hinzu: »Wir stehen drauf, aber das macht uns doch noch lange nicht zu Perversen, die man zu sozialen Außenseitern erklären müsste. Wir sind deswegen immer noch gute Ehemänner und Väter.«

Einige waren sogar der Meinung, es sei nicht normal, wenn ein Mann sich rein gar nichts aus Pornografie mache. (Wie wir allerdings noch sehen werden, gibt es durchaus ganz normale Männer, die Pornos kaltlassen, S. 281). »Wenn ich kein Interesse daran habe, mir schöne Frauenkörper auf Hochglanzpapier anzusehen, dann bin ich entweder tot oder hab generell kein Interesse an Frauen«, meint Alex (32, Manager).

Fühlen Sie sich durch Pornos nicht bedroht

Dass ein Mann sich für Pornografie interessiert, beeinflusst seine Gefühle für seine Partnerin nicht im Geringsten – zumindest versicherten uns das die Teilnehmer unserer Umfrage. Pornografie »törnt uns an, ist aber nicht als Ersatz für irgendwas zu sehen«, erklärt Chris (34, Softwareentwickler). »Es tut meinen Gefühlen für meine Partnerin keinerlei Abbruch«, bestätigt auch George (48, Marketingberater). Ganz im Gegenteil, Pornos können das Verlangen eines Mannes nach seiner Partnerin sogar noch verstärken, wie Morgan (27, Finanzberater) bemerkt. »Wir missbrauchen Pornos doch nicht als Ersatz, im Gegenteil, wir sehnen uns dann umso mehr nach unserer Partnerin«, erklärt er. »Ich nutze Pornos, um mich sexuell in Stimmung zu bringen, nicht, um mir vorzustellen, ich würde mit dem Mädchen in dem Video schlafen.«

Zudem sollte man nicht daraus schließen, dass ihm in sexueller Hinsicht irgendetwas fehlt. »Nur weil es uns

Spaß macht, heißt das nicht, dass wir nicht an unsere Partnerin denken oder dass uns in unserer Beziehung etwas fehlt«, meint Ben (40, Architekt). »Frauen sollten das nicht persönlich nehmen!« Genauso wenig sollten Sie denken, dass Ihr Partner von Ihnen erwartet, dass Sie das, was er in Filmen oder Magazinen sieht, mit ihm in die Tat umsetzen. »Das sind doch nur Fantasien«, meint Brian (37, Unternehmer). »Ich erwarte doch nicht von meiner Partnerin, dass sie all diese Dinge mit mir tut.«

Mehr als nur ein Mann sagte, dass Pornos lediglich die visuelle Orientierung der Männer anspreche, sonst nichts. »Wir denken einfach anders«, bestätigt Pete (51, Künstler). »Männer sprechen vor allem auf visuelle Reize an, wohingegen Frauen eher auf einer mentalen Ebene stimuliert werden.« Peter (58, Krankenpfleger) drückt es etwas deutlicher: »Männer finden es geil, sich Muschis anzuschauen und Leuten beim Sex zuzusehen.« Um es noch einmal zu betonen: All das hat nichts mit Ihnen persönlich zu tun!

»Wir messen unsere Partnerinnen doch nicht an den Pornostarlets. Das ist für uns nichts als ein Anreiz für den Unterleib.« – *Jack (52, Grafikdesigner)*

»Nur weil es uns anmacht, wenn wir wildfremden, wunderschönen Frauen beim Sex zusehen, heißt das nicht, dass wir keinen Spaß am Sex mit unseren Partnerinnen haben. Genauso wenig bedeutet es, dass wir sie nicht aufrichtig lieben.« – *Richard (35, Lehrer)*

»Pornografie ist nichts als ein visueller Anreiz. Sie wirkt auf uns längst nicht so wie eine echte Frau, die auch noch andere Sinne ansprechen kann.« – *Jordan (45, Marketingdirektor)*

»Es macht mich an, nackte Frauen in verschiedenen sexuellen Posen zu sehen, aber meine Gefühle für meine Partnerin beeinflusst das nicht im Geringsten.« – *William (39, Unternehmensberater)*

Ein paar Männer gaben sogar an, dass Pornografie doch wahrlich ein besserer und ungefährlicherer Zeitvertreib sei als so vieles andere. »Ähnlich wie Sport dazu dienen kann, Gewalt in sicherere Bahnen zu lenken, kann die Pornografie dem natürlichen männlichen Drang entgegenwirken, sich sexuell allzu freizügig zu geben, ein Ventil also, das rein in der Vorstellung wirkt«, meint Richard (35, Lehrer). (Wir halten dies für eine ziemlich sexistische Einstellung und sind nicht davon überzeugt, dass Männer tatsächlich von Natur aus auf sexuelle Freizügigkeit gepolt sind. Doch wer weiß, vielleicht ist an Richards Aussage auch etwas dran.)

David (43, Systemadministrator) betont ebenfalls, dass

ein Interesse an Pornografie kein Hinweis auf Untreue ist. »Jeder Mann zeigt wenigstens ein flüchtiges Interesse daran. Das ist keine große Sache. Ist doch allemal besser zu masturbieren, während man sich Frauen in Magazinen oder in einem Film ansieht, statt sich auf ein riskantes sexuelles Abenteuer mit einer Wildfremden einzulassen.« (Auch da mag etwas dran sein, aber wir versichern Ihnen, dass die wenigsten Männer losgehen und ihre Frauen betrügen, nur weil gerade kein *Playboy* griffbereit ist.)

Fazit: Es gibt wirklich wichtigere Dinge im Leben, über die man sich den Kopf zerbrechen kann. Ned (48, Anwalt im Ruhestand) bringt es sehr schön auf den Punkt, wenn er sagt: »Es ist wie mit den Cornflakes. Manche Männer essen sie gern, andere wiederum nicht, und ein paar wenige brauchen sie wirklich jeden Tag. Wie auch immer. Letzten Endes kommt niemand dadurch zu Schaden, also hört auf, euch ständig Gedanken darüber zu machen!«

Wenn das Interesse Ihres Partners an Pornografie allerdings so sehr überhandnimmt, dass er nichts anderes mehr tut – Sie wissen schon, wenn er nicht mehr regelmäßig isst, schläft oder Sex hat –, oder wenn er sich immer mehr mit illegal zu nennenden Praktiken beschäftigt, ändert das die Sachlage. Natürlich könnte man stundenlang darüber diskutieren, was »normal« ist und was nicht, aber wir gehen davon aus, dass Sie selbst wissen, wo für Sie Schluss ist.

Er möchte es mit Ihnen gemeinsam genießen

Es gibt nur eins, was noch besser ist als nachsichtiges Verständnis für die Pornoleidenschaft des eigenen Partners – nämlich wenn man sie sich mit ihm zusammen ansieht. »Wir alle lieben es, Pornomagazine zu lesen, und verstecken sie dann irgendwo; wenn eine Frau das akzeptieren kann und mir nicht das Gefühl gibt, ich wäre ein Perversling, dann werde ich sie dafür lieben!«, meint Patrick (40, Schriftsteller). Außerdem wird ein Mann seine Partnerin »garantiert nicht weniger schätzen, wenn sie zugibt, auf Pornos abzufahren«, erklärt Walt (27, Marketingmanager). »Im Gegenteil, mich macht es unheimlich an, wenn eine Frau auf Pornografie steht.« Viele Männer halten es für das ideale Vorspiel, sich gemeinsam mit der Partnerin einen Porno anzusehen:

»Eine Frau sollte nicht das Gefühl haben, dass sie mit einem Porno konkurrieren müsste. Tatsächlich hat sie schon gewonnen, wenn sie gern Pornos guckt. Und noch besser ist es, wenn sie sich zusammen mit mir einen reinzieht.« – *Mike (23, Student)*

»Pornos sind was Tolles, Frauen sollten sich von ihnen nicht einschüchtern lassen. (Übrigens umfasst meine Definition von Pornografie die ganze Palette, von harmlosen erotischen Geschichten bis hin zum Hardcorevideo.) Wenn man sich zusammen auf Pornografie einlässt, kann das der optimale Start in eine gemeinsame Nacht voller Spaß und Spiel sein.« – *Patrick (41, Marketingexperte)*

»Mit der richtigen Frau würde ich mir sehr gern einen Porno ansehen.« – *Ted (27, Produktionsassistent)*

»Männer stehen einfach drauf und fänden es absolut toll, wenn ihre Partnerin es mit ihnen genießt.« – *Sam (52, Musiker)*

Natürlich gibt es auch Männer, die sich ungern einen Porno mit ihrer Partnerin ansehen möchten, da sie nicht riskieren wollen, dafür Kritik von ihr einstecken zu müssen. »Ich finde Pornos echt geil, aber mit meiner Partnerin würde ich mir nicht unbedingt einen ansehen wollen, weil ich Angst hätte, dass sie es abstoßend fände oder entwürdigend für Frauen oder einfach nur bescheuert und eklig«, meint Matt (46, politischer Aktivist).

Wichtig ist, dass eine Frau keine Unsicherheit an den Tag legen sollte, wenn sie sich einen nicht jugendfreien Film mit ihrem Partner ansieht. So rät beispielsweise Robert (39, Anwalt): »Wenn eine Frau sich einen Porno mit mir ansieht, dann sollte sie nicht ständig Fragen stellen und sich mit den Darstellerinnen vergleichen: ›Findest du sie hübsch?‹, ›Magst du lieber kleine oder große Brüste?‹, ›Findest du sie attraktiver als mich?‹ Ich hab doch nicht vor, die Frauen auf dem Bildschirm mit der Frau an meiner Seite zu vergleichen, deshalb ist es ein riesiger Stimmungskiller, wenn *sie* es tut.«

Es ist eine Chance, etwas über ihn zu lernen

Ein weiterer Grund, den Vorschlag des Partners, sich gemeinsam einen Porno anzusehen, mit einem freudigen »Ich mach schon mal das Popcorn« zu begrüßen, ist folgender: Hier präsentiert sich Ihnen eine unvergleichliche Gelegenheit, Einblick in seine Psyche zu erhalten. »Aus der Pornosammlung eines Mannes kann man Rückschlüsse ziehen, was ihn beim Sex antörnt«, meint Nigel (31, Wissenschaftler). Simon (36, Programmierer) geht sogar so weit, Pornos mit Fast Food zu vergleichen: »Kluge Leute meiden es eher, aber ich frage mich, ob es insgeheim nicht doch jeder verlockend findet«, sagt er. »Schon bescheuert, aber irgendwie sind Pornos so gestaltet, dass sie bei uns was auslösen, das funktioniert tatsächlich. Wenn eine Frau also herausfinden möchte, was bei ihrem Partner etwas bewirkt und was nicht, dann kann sie beim Pornogucken viel über ihn lernen.«

Genau aus dem Grund sollte man vorsichtig sein, ehe man sich ein Urteil über das Gesehene erlaubt. »Wenn ihr etwas nicht gefällt, sollte sie es ihn ruhig wissen lassen, aber sie sollte sich zugleich im Klaren darüber sein, dass ihr ein Aspekt seiner Sexualität entgeht«, meint Malcolm (34, Manager). Eine empfehlenswertere Herangehenswei-

Er sagt

Der *Playboy* ist einfach toll. Es gibt interessante Artikel für Sie und schöne Bilder für ihn!

se ist es, ihn direkt zu fragen – zu einem späteren Zeitpunkt, ganz ohne einen Anflug von Kritik –, was ihn an diesem speziellen Video oder Bild so sehr gefallen hat.

Statt allzu viel in sein Interesse an beispielsweise einem mit Erdnussbutter beschmierten weiblichen Körper hineinzuinterpretieren, sollte man subtile und interessierte Fragen stellen. Denn damit kann man oft erstaunliche Antworten zutage fördern. So sagt zum Beispiel Matt (46, politischer Aktivist): »Ich steh auf klassische Pornos, die eine richtige Geschichte erzählen und in denen man die Frauen auch angezogen sieht, nicht nur nackte Menschen, die es miteinander treiben. Ich mag auch sexuelle Fantasien, in denen ältere Frauen jüngere Männer verführen, was allerdings nicht heißen soll, dass ich gern mit meiner Mutter schlafen würde. Ich mag es, wenn die Frauen in den Filmen den Eindruck erwecken, als hätten sie viel Spaß dabei, weil ich die Vorstellung, sie könnten gezwungen werden, Sex vor der Kamera zu haben, abstoßend finde. Ich mag keine gewalttätigen Pornos. Ich bin gern Voyeur, aber ich muss mir immer vorstellen, dass das alles, und wenn es noch so echt aussieht, gefaked ist, weil die Vorstellung, es könnte real sein, mir gar nicht gefällt.«

Fragen Sie Ihren Partner ruhig ganz direkt, was ihm gefällt und was nicht (und zeigen Sie sich niemals schockiert, ganz gleich, was er Ihnen auftischt). Wenn er sich sträubt, dann verraten Sie ihm zunächst, was Ihnen an dem Porno gefallen hat. Die Chance, dass Sie beide schon bald gemeinsam ein paar ausgewählte Szenen nachstellen, erhöht sich dadurch ungemein. Das bringt uns schon zu unserem nächsten Punkt.

Pornos können Ihr Sexleben bereichern

Pornografie kann sich unter Umständen positiv auf Ihr eigenes Liebesleben auswirken, so behaupten zumindest einige der von uns befragten Männer. Indem die Fantasie angeregt wird, »kann das für mehr Spaß im Bett und für mehr Abwechslung sorgen«, sagt Oliver (42, Erzieher). Einige Männer gehen sogar davon aus, dass sie dank der Pornografie bessere Liebhaber sind. »Ohne sie wären wir Männer nicht fähig, unsere Frauen annähernd so gut zu befriedigen, somit könnten wir sie auch lange nicht so glücklich machen«, meint John (24, Bauunternehmer).

Manche Männer lässt Pornografie kalt

Ja, es gibt sie wirklich: Männer, die keinerlei Interesse an Pornografie haben. »Wir stehen nicht unbedingt alle auf so was«, versichert uns Ted (44, Logistikleiter). Manche Männer finden Pornos einfach viel zu plakativ. »Übertrieben explizit ist nicht immer auch gleich interessant«, meint Boris (43, Kreativdirektor). »Ein subtilerer Ansatz ist doch viel faszinierender.«

Der Grund aber, den diese Gruppe von Männern am häufigsten nannte, war, dass sie die Realität bevorzugen. »In echt ist das alles doch tausendmal besser«, meint Sam (46, Unternehmensberater). »Wen interessieren schon Bilder?«, bestätigt auch Brian (29, Filmemacher). »Ich bin einer der wenigen Kerle, der sich keine Pornos reinzieht, ich hab noch nie pornografische Seiten im Internet aufgerufen und auch noch nie eins von diesen Magazinen in der Hand gehabt. Ich hab im Grunde nichts gegen Pornografie, aber in echt ist es mir eben lieber.«

J.B. (50, Softwareentwickler) fasst es in einem Satz zusammen: »Ich bin viel lieber mit einer richtigen, realen Frau zusammen.«

Sex, Lügen und Video

Anderen Menschen beim Sex zuzusehen, sei es in Magazinen oder in Filmen, ist das eine – aber es gibt ja auch noch die Möglichkeit, zum Hauptdarsteller im eigenen Erwachsenenfilm zu werden. Von den Männern, die wir befragten, haben 33 Prozent sich schon einmal beim Sex fotografieren oder filmen lassen. Einige von ihnen, wie beispielsweise Paul (29, Doktorand), taten dies »aus reiner Neugierde«, während andere es als ein ganz außergewöhnliches Erlebnis betrachteten und die Bilder oft während und auch nach einer Beziehung noch gern ansahen (was allein schon ein Grund wäre, sich *nicht* auf so etwas einzulassen). »Eine tolle Erfahrung, von der man selbst dann noch was hat, wenn eine Beziehung beendet ist«, erklärt Malcolm (34, Manager). Claude (34, Musiker) gibt zu, dass es »zwar seltsam ist, sich das Jahre später noch anzusehen, die Bilder dadurch aber nicht weniger scharf sind. Toll vor allem zum Masturbieren.«

Einige dieser Männer fanden dieses Erlebnis unheimlich erotisch. »Wir haben mal im Büro von meinem Boss zu später Stunde einen scharfen Pseudoporno gedreht, in dem ich ein Vorstellungsgespräch mit ihr führte«, erzählt Morgan (27, Finanzberater). »Ich war so aufgeregt und nervös, dass ich viel zu früh gekommen bin.« Denn ein Gefühl von Gefahr steigert den Reiz oft noch. »Wenn man ein eigenes Video dreht, spielt da immer ein bisschen die Gefahr mit, erwischt zu werden, aber es macht die Beteiligten nicht nur während des Drehs total scharf, sondern auch später immer wieder, wenn man sich den Film gemeinsam ansieht«, gesteht Marcus (47, Geschäftsführer). Für andere ist hingegen »der Dreh an sich weitaus aufregender, als wenn man sich das Ganze hinterher dann ansieht«, so Jack (52, Grafikdesigner).

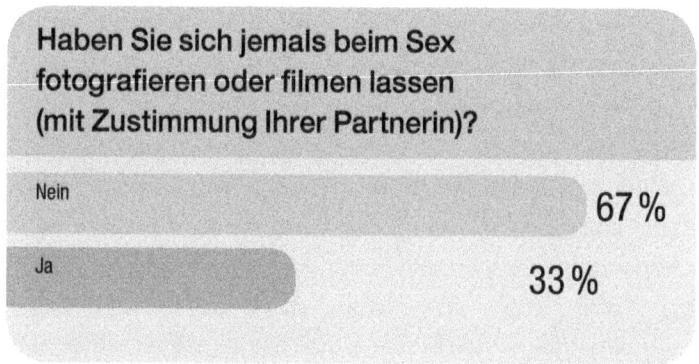

Haben Sie sich jemals beim Sex fotografieren oder filmen lassen (mit Zustimmung Ihrer Partnerin)?

Nein	67 %
Ja	33 %

Dennoch hat der Großteil Männer – nämlich 67 Prozent – ihre sexuellen Heldentaten noch nicht auf Zelluloid gebannt. Diese Mehrheit unterteilt sich wiederum in zwei Gruppen. Da sind auf der einen Seite die Männer, deren Interesse rein theoretischer Natur ist. »Wäre sicher ein Spaß, aber es reizt mich nicht so sehr, dass ich es unbedingt ausprobieren müsste«, meint Sam (46, Unternehmensberater), »denn dann steht man da und hat so eine Aufnahme, auf der man total bescheuert aussieht und keine gute Figur macht.« Für andere wiederum ist der Kitzel das Risiko nicht wert: »Ich hab schon mal Nacktfotos gemacht«, gesteht Nigel (31, Wissenschaftler). »Aber mich beim Sex filmen lassen, auf gar keinen Fall. Das Risiko ist für alle Beteiligten viel zu groß. Es kommt zu einer Trennung, man will für ein wichtiges Amt kandidieren, da kann einem so ein Film schnell zum Verhängnis werden.« Allen (35, Filmproduzent), der offensichtlich genau weiß, wovon er spricht, rät in diesem Punkt: »So etwas bereut man eigentlich fast immer.«

Auf der anderen Seite stehen die Männer, die eine derartige Gelegenheit, sich in verfänglichen Posen filmen zu lassen, sofort beim Schopf ergreifen würden. »Ich würde es wahnsinnig gern mal ausprobieren, aber ich hatte bisher nicht die richtige Partnerin, die mitgemacht hätte«, meint J. B. (50, Softwareentwickler). »Die Vorstellung reizt mich durchaus«, gibt auch Patrick (40, Schriftsteller) offen zu.

Sexuelle Rollenspiele

Es gibt einen ganz bestimmten Grund, weshalb Karneval bei Kindern wie Erwachsenen so beliebt ist: In dieser Zeit dürfen wir jemand anderes sein und das, ohne schiefe Blicke zu ernten. Dasselbe gilt fürs Schlafzimmer: Wenn wir mit unseren Partnern für gewisse Zeit bestimmte Rollen spielen – Sultan und Haremsdame, strenge Lehrerin und Musterschüler, Patient und Krankenschwester –, dann kann das für mehr Spaß und Spontaneität in einer Beziehung sorgen. Viele Männer betrachten Rollenspiele als die perfekte Gelegenheit, intime Fantasien auszuleben. Womöglich ist das ein Grund dafür, weshalb 45 Prozent der Männer in unserer Umfrage angaben, sie stünden Rollenspielen durchaus aufgeschlossen gegenüber: »Klar, warum nicht?«, lautete die häufigste Antwort.

Selbst diejenigen, die es vielleicht nicht unbedingt von sich aus anregen würden, sind der Idee prinzipiell nicht abgeneigt. »Ich würde das vielleicht nicht selbst anstoßen, aber das könnte dem Sex durchaus mehr Würze verleihen«, meint Ted (27, Produktionsassistent). »Abwechslung ist immer reizvoll und sorgt dafür, dass der Sex nicht langweilig wird«, findet Dan (38, Immobilienmakler), »außerdem kann man beim Rollenspiel anregende Fantasien ausleben.« Das Rollenspiel ist auch eine gute Möglichkeit, »wieder ein wenig Leben in festgefahrene sexuelle Gewohnheiten zu bringen«, wie Malcolm (34, Manager) erklärt.

Mittels Rollenspielen lassen sich heimliche Fantasien problemlos ausloten, während man seiner Vorstellungskraft freien Lauf lässt. »Ich finde, wenn man eine Rolle spielt, ist das eine gute Gelegenheit, das eigene sexuelle Repertoire ganz unverfänglich zu erweitern«, meint Jordan (45, Marketingdirektor). »Man ist ja in der Situation nicht man selbst, nur ein Charakter, den man spielt. So kann ich auf spielerische Weise ausloten, wie es wäre, wenn ich eine dominierende oder eine unterwürfige Rolle annehme, wenn ich Lehrer oder Schüler wäre, ohne dass dies gleich Teil meiner Persönlichkeit wird.« Doch gibt es auch Männer, die diesen Aspekt weniger positiv sehen. Menschen, die sich mit Rollenspielen abgeben, tun dies ihrer Meinung nach nur, weil sie »weder mit dem zufrieden sind, was sie sind, noch mit der Person, mit der sie zusammen sind«, findet zum Beispiel Randy (45, Lehrer).

Doch für diejenigen Männer, die es bereits ausprobiert haben, haben sich durch Rollenspiele in sexueller Hinsicht zum Teil ganz neue Perspektiven aufgetan. »Ich hab mal ganz harmlose Spielchen versucht«, erklärt Dan (38, Immobilienmakler). »Wir haben unsere Rollen nicht bis ins Detail gespielt, sondern sie nur durch Kommentare und unser Verhalten zum Ausdruck gebracht. Sie spielte eine Hure oder ein kleines Mädchen und ich den Daddy, so in der Art. Ich fand das toll, wir waren beide total erregt.«

Das Ganze kann ein Riesenspaß sein: »Meine Freundin und ich haben mal an einem dieser Dinnerkrimis teilgenommen, bei denen sich alle verkleiden und gemeinsam einen Fall lösen«, erzählt Patrick (40, Schriftsteller). »Ich spielte einen ungehobelten australischen Fährtenleser und sie eine prüde englische Archäologin. Wir hatten echt verdammt viel Spaß! Sie steht seither total drauf, wenn ich ihr mit australischem Akzent ins Ohr flüstere. So krieg ich sie so gut wie immer ins Bett. Das war alles superlustig, und unserem Sexleben hat es definitiv gutgetan.«

Wieder andere Männer sind beim Rollenspiel bereits etwas weiter gegangen. Malcolm (34, Manager) beschreibt zum Beispiel, wie bei einigen seiner Erlebnisse »alles genau geplant war, mit Kostümen, Hotelzimmern, und das alles in verschiedenen Städten. Andere Male fand es am Arbeitsplatz, in einer Kirche oder im Haus der Eltern statt. Meistens hat es Spaß gemacht, äußerst befriedigend. Ich hab verschiedene Sachen ausprobiert, wie zum Beispiel Sex, bei dem man zum Teil noch angezogen ist oder die Klamotten runtergerissen werden, aber auch Sex in unterwürfigen Posen.«

Antörner oder Abtörner?

Etwa ein Drittel der Umfrageteilnehmer hat keinerlei Interesse an solchen Rollenspielen. Denn ihnen reicht der echte Sex. »Mich haben schon mehrere Partnerinnen gefragt, ob ich nicht eine Rolle spielen möchte oder ob es okay ist, wenn sie es tut«, berichtet Randy (45, Lehrer). »Ich glaub, einmal wollte sie, dass ich den Arzt spiele und sie untersuche. Mir hat das gar nichts gegeben. Ich bin gern ich selbst und bevorzuge es, wenn meine Partnerinnen sich nicht verstellen. Obwohl ich zugeben muss, dass ich es mag, wenn sie eine wildere, forschere Persönlichkeit an den Tag legt beim Sex. Aber mir ist es lieber, wenn Sex real ist und nicht nur Fantasie.« David (43, Systemadministrator) meint: »Ich hab prinzipiell nichts dagegen, aber ich lebe gern im Augenblick und liebe die Person, mit der ich zusammen bin, normalerweise so, wie sie ist.« Ted (27, Produktionsassistent) erklärt: »Ich steh nicht so auf Rollenspiele, also müsste mich eine Frau schon sehr nett bitten, es für sie zu tun.«

Einige Männer sind auch der Ansicht, Rollenspiele seien ein Zeichen für nachlassende Leidenschaft in einer Beziehung. »Ich schätze, ich hab mich mit meiner Partnerin im Bett nur noch nicht genug gelangweilt, um mich zu fragen: ›Was könnten wir jetzt noch ausprobieren?‹ und es dann mit Fantasiespielen zu versuchen«, meint Paul (29, Doktorand).

21 Prozent der Befragten machen es abhängig von ihrer jeweiligen Partnerin und der Situation, ob sie Rollenspiele machen oder nicht – es geht also darum, wie sicher sie sich in einer Beziehung fühlen. »Man muss seiner Partnerin vertrauen und sich sicher fühlen, sowohl in emotionaler wie in körperlicher Hinsicht«, erklärt Jordan (45, Marketingdirektor). »Mit meiner letzten Freundin hab ich mich nie ganz wohlgefühlt, deshalb hab ich nie irgendwelche Experimente gewagt. Aus dem Grund hab ich wahrscheinlich auch nie richtig gut schlafen können neben ihr.« Patrick (40, Schriftsteller) ist derselben Meinung. »Viele Männer sind viel zu unsicher, deshalb muss

Er sagt

Spielzeug und Rollenspiele sind eine harmlose Möglichkeit, geheime Fantasien mit dem Partner auszuleben. Doch würden wir Männer uns in den meisten Fällen nur dann darauf einlassen, wenn wir uns wohlfühlen mit einer Frau. Bei Fesselspielen geht es beispielsweise mehr um Vertrauen als um Kontrolle.

man seiner Partnerin absolut vertrauen können, dass sie nicht über einen lacht oder plötzlich eine Abneigung gegen einen entwickelt«, meint er.

Es hängt ganz davon ab, wie gefestigt eine Beziehung ist, behaupten einige. »Ich würde alles tun, um die Dinge am Laufen zu halten – ob das nun Rollenspiele sind oder was anderes«, meint Ted (27, Produktionsassistent). »Das macht man zwar eher, wenn eine Beziehung schon länger läuft, aber ich würde es auch ganz am Anfang tun. Ich schätze, in einer relativ jungen Beziehung ist das aber eher selten nötig.«

Manchmal hängt alles von den beiden Partnern ab. »Manche Leute schaffen es, die richtige Illusion und die richtige Umgebung für Rollenspiele zu schaffen«, meint Malcolm (34, Manager), »und andere kriegen es nicht einmal hin, dabei ernst zu bleiben.«

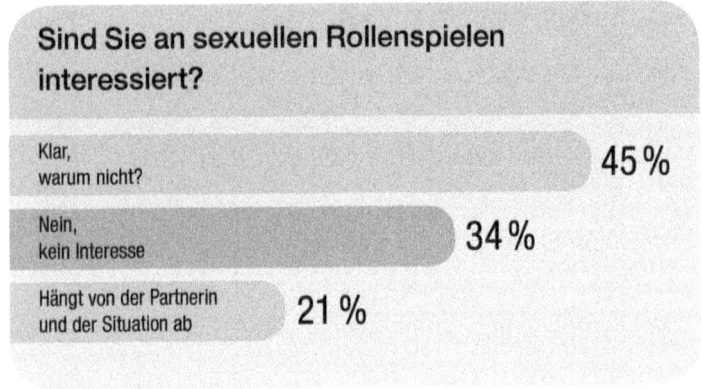

Sind Sie an sexuellen Rollenspielen interessiert?

Klar, warum nicht?	**45 %**
Nein, kein Interesse	**34 %**
Hängt von der Partnerin und der Situation ab	**21 %**

Wieder andere betrachten Rollenspiele als eine Möglichkeit, der Realität zu entfliehen – jedoch nicht im positiven Sinne. »Einige Leute haben auch Sex mit Partnern, zu denen sie sich gar nicht wirklich hingezogen fühlen«, behauptet Randy (45, Lehrer). »Rollenspiele ermöglichen es ihnen, jemand zu sein, der sie gar nicht sind, und sich vorzustellen, die Person, mit der sie zusammen sind, wäre jemand anderes.«

So kritisch wie Randy sehen wir die Rollenspiele nicht. Sich als jemand anderes zu verkleiden – oder einfach nur so zu tun, als wäre man jemand anderes – kann einen gut in Stimmung bringen, und in einer gefestigten Beziehung lassen sich so sexuelle Aspekte der eigenen Persönlichkeit ausleben, die man normalerweise vielleicht verdrängen würde. Und es heißt ja nicht umsonst Rollen*spiel*.

Über den Blümchensex hinaus: BDSM

Ob pervers oder nicht, liegt ganz im Auge des Betrachters, insbesondere dann, wenn es um Praktiken wie Bondage und Bestrafungen, Dominanz und Unterwerfung oder Sadomasochismus geht – im Allgemeinen zusammengefasst unter der Abkürzung BDSM. Entgegen der landläufigen Meinung muss man sich nicht in Lack und Leder hüllen oder auspeitschen lassen, um als Anhänger von BDSM zu gelten. Das Einzige, was zählt, ist eine grundsätzliche Bereitschaft, über den Tellerrand hinauszublicken und neue, unter Umständen auch unangenehme Empfindungen auszuloten (weshalb es für BDSM-Praktiken auch so wichtig ist, dass man sich in einer gefestigten Beziehung befindet, wo man sich gegenseitig vollkommen vertraut).

Die Männer, die sich an unserer Umfrage beteiligten, waren sich uneins über den Reiz von BDSM. 29 Prozent wären grundsätzlich bereit, sich darauf einzulassen, »solange dabei niemand verletzt wird«. Für diese Gruppe von Männern ist BDSM vor allem deshalb interessant, weil sie dabei die Möglichkeit haben, die Kontrolle abzugeben (oder sie zu übernehmen), und ihrer Partnerin näherzukommen:

»Ich hab echt ein Faible für Dominanz und wünsche mir vor allem Rollenspiele, bei denen meine Partnerin keine Kontrolle mehr hat und ich über ihren Geist und ihren Körper befehle.« – *William (39, Unternehmensberater)*

»Es gibt viele, viele Sachen, die ich wirklich gern mal ausprobieren würde. Vor allen Dingen stehe ich auf Frauen, die mich dominieren und grob zu mir sind.« – *Mike (23, Student)*

»Ich werde gern dominiert, und das normalerweise schon in einem sehr frühen Stadium einer Beziehung. So läuft man weniger Gefahr, dass sexuell allzu schnell Routine einkehrt.« – *Nigel (31, Wissenschaftler)*

»Ich hab es schon mal mit Handschellen und mit ›grobem‹ Sex probiert. Das war großartig, wir hatten beide sehr viel Spaß dran. Sie hatte andere Gründe als ich, aber für mich waren es die Kontrolle und das Teilen intimer Wünsche, das war einfach toll.« – *Dan (38, Immobilienmakler)*

»Für mich liegt der Reiz im Aufgeben der Kontrolle – dass ich die Führung komplett einer anderen Person überlassen muss. Das ist eine ganz neue Seite, die ich an mir entdeckt habe. Auf der anderen Seite ist es auch toll, die Geliebte abwechselnd bis kurz vor den Höhepunkt zu treiben und sie dann wieder zu quälen, indem man aufhört. Mir gefällt vor allem, in welch einen Zustand der Ekstase man seine Partnerin auf diese Weise versetzen kann.« – *Jordan (45, Marketingdirektor)*

»Mir macht es Spaß, meine Freundin zu fesseln – aber genauso gern werde ich von ihr gefesselt! Es ist ein großartiges Gefühl, wenn einem jemand so vollkommen ausgeliefert ist. Wir haben uns Fesseln mit Pelzbesatz besorgt und sie an den Bettpfosten festgebunden. Und wenn wir jetzt eine spielerische Rauferei oder eine Kitzelsession einlegen, dann endet meistens einer von uns beiden gefesselt.« – *Patrick (40, Schriftsteller)*

»Ich hab es nie selbst ausprobiert, nur einmal bin ich bei einem Straßenfest ausgepeitscht worden. Und ich muss sagen, seltsamerweise fand ich das total erregend. Wenn man sich mal so richtig doll hat auspeitschen lassen, dann wirkt der Ärger im Job am nächsten Tag wie eine Lappalie dagegen.« – *David (43, Systemadministrator)*

Lust oder Schmerz?

Viele der von uns befragten Männer, die sich schon einmal mit BDSM-Spielen vergnügt haben, beschrieben das Erlebnis als »intensiv«. Jordan (45, Marketingdirektor) erinnert sich an ein eher harmloseres Fesselspiel: »Als Vorspiel war das großartig. Sie musste sich mir völlig hingeben und mir vertrauen, damit ich ihre Lust steigern konnte. Und als wir die Rollen dann tauschten, musste ich mich ihr hingeben und durfte genießen, und das tue ich sonst nicht so häufig. Es war schon echt heiß, als wir uns dann endlich liebten, weil das Vorspiel so intensiv gewesen war.« Randy (45, Lehrer) berichtet von einer Partnerin, die Fesselspiele mochte. »Ich hab sie immer mit Schals ans Bett gefesselt, und sie hatte die intensivsten Orgasmen ihres Lebens. Irgendwie lag es an der eingeschränkten Bewegungsfreiheit, dass sie so völlig die Kontrolle verlieren konnte. Normalerweise verhinderte diese Kontrolle bei ihr die intensivsten Höhepunkte. Ich hab es auch versucht, aber mir hat diese fehlende Freiheit nichts gebracht – obwohl ich auch recht intensive Orgasmen hatte.«

Manche Männer haben schon so ziemlich alles ausprobiert, mit ganz unterschiedlichem Ergebnis: »Ich hab die Basics durch – Sex mit Fesseln, ›Gassigehen‹ mit Leine, Ringkämpfe, Schläge, heißes Wachs und Eiswürfel, Ohrfeigen, Natursekt und so weiter«, meint Malcolm (34, Manager). »Was meine Befriedigung betrifft, so war das eher immer ein Glücksspiel. Außerdem war es jedes Mal schwer zu sagen, für wen es nun besser war – für denjenigen, der die Kontrolle hatte, oder für den, der sich unterworfen hat.«

Beinahe 40 Prozent der von uns Befragten gaben an, sie haben keinerlei Interesse an BDSM. Das sind vor allem diejenigen, die der Ansicht sind, dass diese Praktiken mit Schmerzen einhergehen. »Ich bin kein so großer Fan von Gewalt«, meint Ted (44, Logistikleiter). Malcolm (34, Manager) stimmt dem zu: »Ganz ehrlich, als ich meiner Partnerin ins Gesicht schlagen sollte, da ist mir die Lust vergangen.«

»Lust ist Lust. Und Schmerz ist Schmerz. Für mich gibt es da einen ganz klaren Unterschied. Bondage ist eine Form von Verletzung (durch Freiheitsentzug), und ich kann keinerlei Lust empfinden, wenn man mir Schmerz zufügt oder wenn ich jemandem Schmerzen bereiten soll. Für einige Leute verschwimmen die Grenzen zwischen diesen beiden Empfindungen. Aber für mich persönlich verstehen BDSM-Anhänger nicht, worum es beim Sex eigentlich geht«, meint Randy (45, Lehrer).

Intensives Vertrauen

Für 32 Prozent der von uns befragten Männer hängt ihre Bereitschaft, mit BDSM zu experimentieren, ganz von der Partnerin und der Situation ab – insbesondere geht es darum, wie sicher man sich in einer Beziehung fühlt. »Man muss sich mit jemandem wohlfühlen, um sich tatsächlich darauf einzulassen, sonst wird das Ganze eher eine peinliche als eine befriedigende Erfahrung«, meint Dan (38, Immobilienmakler). Jordan (45, Marketingdirektor) bemerkt: »Auch hier zählt vor allen Dingen, dass man dem Partner vertraut und sich mit ihm sicher fühlt.«

Manche Männer finden es an einem Tag reizvoll, am nächsten hingegen nicht: »Manchmal bin ich einfach nicht in der Stimmung für so grobe Spielchen«, erklärt Patrick (40, Schriftsteller). »Es ist leicht, sich dabei hinreißen zu lassen, und dann muss man aufpassen, sonst kann es zu Verletzungen kommen.«

Wie Malcolm (34, Manager) erklärt, kommt es auch ganz auf die psychische Verfassung der beiden Beteiligten an: »Manche Partnerinnen können für sich die Illusion schaffen, die für BDSM nötig ist. Andere ertragen einfach den Schmerz nicht oder ihnen ist die Assoziation von Lust und Schmerz nicht vertraut. Ich denke auch, dass man beim BDSM ganz andere emotionale und psychische Fähigkeiten benötigt. Jeder Mensch ist auf psychologischer Ebene total individuell. Bei vielen ist das Interesse am BDSM auf frühere negative Erfahrungen wie Vergewaltigung, Missbrauch oder Vernachlässigung zurückzuführen, was eine normale sexuelle Beziehung unmöglich macht (oder extreme sexuelle Verhaltensweisen erklärt).«

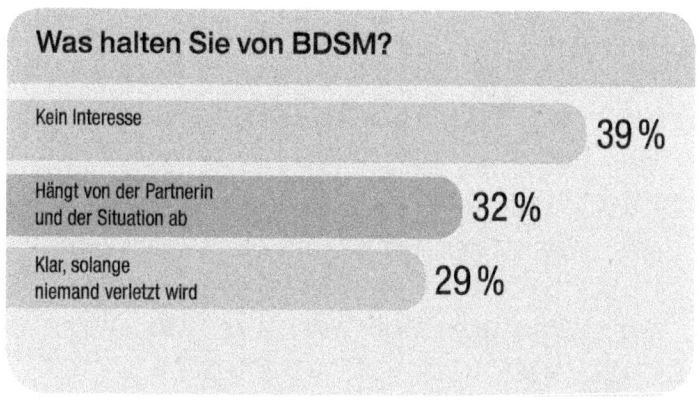

Was halten Sie von BDSM?

Kein Interesse — **39 %**

Hängt von der Partnerin und der Situation ab — **32 %**

Klar, solange niemand verletzt wird — **29 %**

Andererseits (und es wäre nicht fair, diese gegensätzliche Sichtweise zu verschweigen) betrachten Männer wie Randy (45, Lehrer) BDSM als Zeichen einer krankenden Beziehung und finden, dass diese Spielchen der Inbegriff der klassischen Geschlechterrollen sind. »Ich sag es noch einmal, viele Männer sind mit Frauen zusammen, die sie sexuell überhaupt nicht reizen«, erklärt er. (Ist das wirklich so? Nun, uns ist das neu … aber wenn wir uns einige Paare in unserem Bekanntenkreis ansehen, könnte da etwas dran sein.) »Sie sind auf der Suche nach jeder Art von Rollenspiel und inszenierten Fantasien, nur um endlich mal wieder einen Funken Erregung zu spüren. Außerdem werden sehr viele Männer so erzogen, dass sie Männlichkeit mit Sadomasochismus gleichsetzen. Von uns wird erwartet, dass wir auf ein bisschen Schmerz stehen. Ein Mann erträgt das, so ist das nun mal. Wenn wir uns einfühlsam

Er sagt

Viele Männer betrachten BDSM als einen spielerischen Weg, in einer Beziehung unentdecktes Terrain zu beschreiten und neue Dinge zu erforschen, aber eine zentrale Rolle spielt es selten. Hin und wieder wollen wir den Ton angeben, während wir sonst gern unseren Partnerinnen die Führung überlassen. Wie so oft ist es auch hier wichtig herauszufinden, ob solche Fantasie- und Rollenspielchen in einer Beziehung ein nettes Extra oder ein Muss sind.

anderen gegenüber zeigen oder wenn Schmerz und Leid uns verstört, dann werden wir gleich als verweichlichte Frauenversteher abgestempelt. Außerdem verwechseln Männer häufig Dominanz mit Lust. Man denke nur daran, wie wichtig Gewinnen für uns ist.«

In dem Punkt müssen wir Randy zum Teil widersprechen. Es stimmt, dass Männer in unserer Kultur zur Gewalt ermutigt werden. (Warum ist Gewalt im Fernsehen und im Kino eigentlich in Ordnung, wohingegen Sexszenen sofort auf dem Index landen?) Aber BDSM und Rollenspiele sind eine sehr gute Gelegenheit, die eigenen geheimsten erotischen Wünsche zu erforschen und, im Rahmen einer gefestigten Beziehung, der früher oder später einkehrender Routine im Bett entgegenzuwirken (die leider allzu oft zum Beziehungskiller wird). Das gemeinsame Ausprobieren neuer Dinge – ob es nun ein neues Gericht ist oder eine neue sexuelle Praktik – kann ein Paar in eine Zeit zurückführen, wo alles noch neu und unbekannt und extrem aufregend war. Rollenspiele und BDSM sind selbstverständlich nicht jedermanns Sache. Aber wenn ein Mensch neugierig und abenteuerlustig ist, dann sollte er sich durch nichts abschrecken lassen – und sich vor allen Dingen niemals schuldig fühlen!

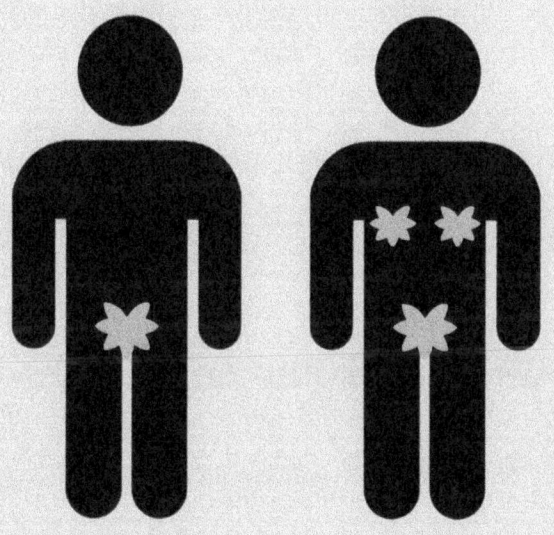

> »Zögert bitte nicht, uns zu sagen, was euch wirklich antörnt oder worauf ihr steht. Die meisten von uns würden alles tun, um eine Frau zu befriedigen.«
>
> Mike (23, Student)

Zu guter Letzt hat unsere Umfrage etwas ergeben, was wir im Grunde genommen alle wissen, was aber immer wieder in Vergessenheit gerät: Die Männer haben zwar viele gemeinsame Vorlieben und Abneigungen, doch jeder Mann hat auch seine ganz eigenen sexuellen Neigungen, Marotten und Schwachpunkte. Der einzige Weg herauszufinden, worauf Ihr Partner steht, ist, mit ihm zu reden. Er kann sicher nicht hellsehen und Sie bestimmt genauso wenig. (Sie denken vielleicht, dass Sie es könnten, aber glauben Sie uns: In diesem Fall geht man besser kein Risiko ein.)

Ins Gespräch kommen

Auch wenn wir Ihnen raten, mit Ihrem Partner über Sex zu reden, sollten Sie nicht gleich beim ersten Date mit einem ganzen Fragenkatalog zu seinen sexuellen Vorlieben aufkreuzen. Niemand stellt sich gern einem solchen

Verhör (es sei denn, es handelt sich um ein nicht ganz jugendfreies Kommissar-Verdächtiger-Rollenspiel, bei dem beide Seiten richtig heiß werden, in dem Fall legen Sie ruhig los!). Wir denken jedoch eher an ein Gespräch, das sich auf natürliche Weise ergibt, wenn man sich gegenseitig besser kennengelernt hat, auch in körperlicher Hinsicht. Selbst wenn man das erste Mal mit einem Partner im Bett ist, kann man ihm mit Worten und Stöhnen zu verstehen geben, was man gernhat. Hier sind fünf Tipps, an die Sie sich für den Anfang halten können.

Geben Sie beim Sex Laute von sich

Sie sind zu schüchtern, um im Bett irgendwelche Geräusche von sich zu geben? Vergessen Sie das. Männer lieben es, ihre Partnerin seufzen, stöhnen und lustvoll schreien zu hören. (Das gibt ihnen die Gewissheit, dass sie nicht ganz falschliegen mit dem, was sie tun.) Außerdem dämpfen Sie Ihren eigenen Orgasmus, wenn Sie das heftige Atmen unterdrücken. Hören Sie Ihrem Partner genau zu und achten Sie auf seine Laute, dann werden Sie bald wissen, was ihm gefällt und was nicht.

Sprechen Sie es aus

Sagen Sie ihm einfach, wenn Sie möchten, dass er sich ein bisschen weiter nach links bewegt oder wenn Sie es schneller oder langsamer wollen oder was auch immer. Schlagen Sie dabei nur nicht gleich einen Kommandoton wie ein Feldwebel an, und kritisieren Sie ihn auch nicht. Sanfte Anleitungen reichen aus und bewirken wahre Wunder. Verraten Sie Ihrem Partner, wenn Sie das nächste Mal mit ihm im Bett sind, wenigstens eine Sache, die Ihnen gefällt und die er mit Ihnen tun soll. Selbst wenn man schon seit einer Ewigkeit zusammen ist und in Sachen Sex überhaupt keine Hemmungen hat, ist es gut, öfter einmal nach etwas Neuem zu verlangen. Wir alle fallen irgendwann einer sexuellen Routine anheim, und dann nehmen wir es einfach für gegeben, dass unser Partner »schon weiß«, was er zu tun hat. Aber es schadet nie, zwischendurch mal für Abwechslung zu sorgen.

Fangen Sie frühzeitig mit dem Vorspiel an

Über Sex redet man vorzugsweise, wenn man weit entfernt ist von einem Schlafzimmer. Am besten beginnt man ein solches Gespräch beim Essen oder beim Kaffeetrinken. Dabei sollte man einen möglichst sachlichen Ton anschlagen, aber auch neugierig sein. Nehmen Sie doch dieses Buch als Ausgangspunkt für Ihr Gespräch: »Ich hab kürzlich in einem Buch gelesen, dass 82 Prozent der Männer einer Frau gern beim Masturbieren zusehen. Woran könnte das liegen, was meinst du?« Fragen Sie ihn nach seinen eigenen Erfahrungen und seinen Vorlieben. So erfahren Sie nicht nur Neues über ihn, sondern Sie werden ihn, egal wie sachlich Ihr Gespräch auch ist, zugleich dazu bringen, sich *Sie* bei der Sache, über die

Sie beide sich gerade unterhalten, vorzustellen. (Natürlich sollten Sie ein solches Gespräch ausschließlich mit einem Mann führen, mit dem Sie die besprochenen Dinge auch wirklich tun möchten.) Vorfreude kann extrem aphrodisierend wirken, denn Sex spielt sich, wie bereits erwähnt, zu 99 Prozent im Kopf ab.

Er sagt

Geschmackssinn, Tastsinn, Geruchssinn, Sehsinn und Gehör – die fünf Sinne lassen sich während des Vorspiels ganz wunderbar erforschen und mit einbeziehen.

Auch Probleme im Bett oder andere Dinge, die den Sex betreffen, bespricht man am besten überall, nur nicht im Bett, und zwar zu einem Zeitpunkt, da man möglichst entspannt ist. Abstand zum »Schauplatz des Verbrechens« ist in den meisten Fällen für beide Seiten das Beste. Wie uns die Teilnehmer an unserer Umfrage wissen ließen, ist der Zeitpunkt unmittelbar nach dem Sex nicht optimal für eine Analyse seiner Leistungen oder für ein tiefschürfendes Grundsatzgespräch über die Beziehung.

Beschließen Sie, keinen Sex zu haben

Nun haben wir noch eine kleine Übung für Sie: Sie haben eine ganze Stunde zur Verfügung, die Sie mit Ihrem Partner im Bett verbringen dürfen, ganz wie Sie wollen. Der Haken bei der Sache: Sex ist nicht erlaubt! Sie können sich gegenseitig massieren oder die Zeit dazu nutzen, sich über Ihren bisherigen Tag auszutauschen. Auch wenn sich der Sinn nicht gleich auf Anhieb erschließt, ist es tatsächlich so, dass man dazu gezwungen ist, sich auf andere Art und Weise einander anzunähern, wenn man bewusst entscheidet, keinen Sex zu haben. Man schafft so mehr Nähe – was wiederum dafür sorgt, dass der Sex beim nächsten Mal umso besser ist.

Er sagt

Ja, man kann beschließen, keinen Sex zu haben. Aber wenn man dann im Bett liegt und sich anstarrt und betretenes Schweigen herrscht, weil man nicht weiß, worüber man reden soll, dann sollte man sämtliche Vorsätze über Bord werfen und in Gottes Namen tun, was man nicht lassen kann!

Teilen Sie Ihre geheimen Fantasien mit ihm

Laut einer Umfrage des Kinsey-Instituts geben sich 70 Prozent der Männer und Frauen beim Sex mit dem Partner gewissen Fantasien hin. Teilen Sie doch einmal eine dieser Fantasien mit Ihrem Partner und achten Sie dann genau auf seine Reaktion. Höchstwahrscheinlich wird er die Tatsache, dass Sie sich so ausgesprochen erotischen Tagträumen hingeben, wahnsinnig erregend finden. Bitten Sie ihn, ebenfalls eine seiner intimen Fantasien mit Ihnen zu teilen. Doch Sie müssen ihm vorab versprechen, dass Sie nicht schockiert sein werden (und falls Sie es doch sind, zeigen Sie es ihm bitte nicht).

Er sagt

Zeigen Sie sich *niemals* schockiert, wenn ein Mann beim Sex irgendwelche Fantasien preisgibt. Das ist völlig normal, meistens tun wir das nur, um den Orgasmus richtig zu timen. Wie, das überrascht Sie? Ja, wir nutzen tatsächlich Fantasien, um den Orgasmus zu beschleunigen oder hinauszuzögern, nur damit wir möglichst zeitgleich mit unseren Partnerinnen kommen. Das tun wir einzig und allein für Sie! Zumindest behaupten wir das immer, und dabei bleiben wir.

Fühlen Sie sich bitte nicht dazu verpflichtet, diese Fantasien anschließend in die Tat umzusetzen, es sei denn, Sie wollen es. Wenn Sie ihm Ihre Gedanken beschreiben, kann das extrem erregend auf Sie beide wirken. In vielerlei Hinsicht ist das Teilen der eigenen (sexuellen) Gedanken noch weitaus intimer, als sich nackt voreinander zu zeigen. Es schafft noch mehr Nähe, und der Sex ist hinterher um ein Vielfaches besser.

Letzte Worte der Männer

Über das Thema Sex ließen sich noch Hunderte von Seiten füllen – und auch die Teilnehmer an unserer Umfrage hätten noch ewig weitererzählen können. Selbst nachdem sie mehr als 50 Fragen beantwortet hatten, wollten einige Männer unbedingt noch weitere Ratschläge loswerden. Auf die Frage, ob es sonst noch etwas gäbe, was Frauen unbedingt wissen sollten, erhielten wir unter anderem die folgenden Hinweise.

Zeigen Sie sich begeistert

»Ich habe es schon gesagt, aber für mich ist Enthusiasmus das Wichtigste. Sämtliche Techniken, das Drumherum oder die Umgebung sind längst nicht so wichtig wie echte Begeisterung. Und wenn das der Fall ist, dann ergibt sich alles andere wie von selbst.« – *T.J. (42, Musiker)*

»Eine Frau muss es wollen und mir das auch zeigen, das ist ganz entscheidend. Blickkontakt ist essenziell. Ich will, dass sie mein Sperma toll findet. Egal ob in ihrer Muschi oder im Mund. Wenn sie sich nach dem Schlucken lustvoll die Lippen leckt und lächelt, das finde ich ultrascharf.« – *Serge (27, Student)*

Genießen Sie es

»Eine Frau muss sich richtig fallen lassen können. Beim Sex geht es darum, den Augenblick zu genießen, da zählt nichts mehr, weder Zeit noch irgendwas anderes. Man sollte sich durch nichts aus dem Konzept bringen lassen (nicht durch Stress, nicht durch Arbeit, nicht durch irgendwas).« – *William (39, Unternehmensberater)*

»Das Leben ist viel zu kurz, um diesen Aspekt nicht voll und ganz auszukosten.« – *Allen (35, Filmproduzent)*

Zeigen Sie Selbstvertrauen

»Ganz allgemein gilt: Wenn man offen ist, frei von Hemmungen und ein gesundes Selbstvertrauen hat, dann hat man den besten Sex.« – *Nigel (31, Wissenschaftler)*

»Es ist in Ordnung, wenn eine Frau aggressiv vorgeht und den ersten Schritt wagt. Dann kann sie mich meinetwegen als ihren Sexsklaven benutzen, das macht mir nichts aus.« – *Ben (40, Architekt)*

Emotionale Verbundenheit ist wichtig

»Für mich liegt der Schlüssel zu großartigem Sex darin, eine Partnerin zu haben, die flexibel ist (sowohl physisch wie auch emotional) und mit der ich eine gewisse Verbundenheit spüre.« – *Sam (46, Unternehmensberater)*

»Es geht doch nicht bloß um Sex. Aber Sex gibt dem ganzen Rest nun mal die richtige Würze.« – *J. B. (50, Softwareentwickler)*

Sex muss nicht immer sein

»Um Sex genießen zu können, muss ein Kerl nicht unbedingt zum Orgasmus kommen.« – *Dan (38, Immobilienmakler)*

»Ob Sie es glauben oder nicht, aber es gibt tatsächlich Zeiten, da reicht es mir völlig, nackt mit einer Frau im Bett zu liegen und *keinen* Sex zu haben; na ja, vielleicht nach einer gewissen Zeit dann doch ...« – *Ted (44, Logistikleiter)*

Auf den Kopf kommt es an

»Sex findet zum Großteil im Kopf statt. Man kann sich durch Gedanken genauso schnell in Stimmung bringen, wie man die Lust verlieren kann.« – *John (24, Bauunternehmer)*

»Man sollte Sex weniger als ein Zeichen der Liebe sehen, sondern vielmehr als ein Zeichen der Wertschätzung der eigenen Person.« – *George (50, Anwalt)*

Gucken heißt nicht betrügen

»Ich schau gern anderen Frauen hinterher, und trotzdem liebe ich meine Frau über alles.« – *Pete (51, Künstler)*

Fantasien übers Fremdgehen

»Ich wünschte, es würde nicht immer gleich zu verletzten Gefühlen führen, wenn man mit anderen Leuten Sex hat, obwohl man in einer festen Beziehung ist. Ich wäre ein wenig Abwechslung gegenüber nicht abgeneigt, aber mir ist auch klar, dass ich, selbst wenn ich jetzt mit einer neuen Frau zusammen wäre, bald schon wieder eine andere würde haben wollen. Ich brauch einfach ständig Abwechslung, und Flirts reizen mich. Aber trotzdem ist mir eine feste Beziehung wichtiger als neue Sexualpartnerinnen. Irgendwie verstehe ich es, wenn ein Mann

Er sagt

Vergessen Sie nie, dass Masturbation nicht mit Fremdgehen gleichzusetzen ist. Im Gegenteil, auf diese Weise arbeiten wir nur an Timing und Rhythmus, ganz im Ernst!

nach einer Affäre sagt: ›Das war doch nur Sex, sonst nichts! Das hatte nichts zu bedeuten!‹ Mir ist ja klar, dass man so was nicht machen kann, deshalb masturbiere ich lieber und geh in meiner Fantasie fremd. Das ist in Ordnung für mich.« – *Matt (46, politischer Aktivist)*

Wenn es um Sex geht, sind die möglichen Gesprächsthemen unendlich, wie man sieht.

Ein paar weise Worte zum Schluss

Ein Thema tauchte in unserer Umfrage und in den Gesprächen mit den Männern immer wieder auf: Die meisten Männer würden sich liebend gern mit ihren Partnerinnen über Sex unterhalten. Als wir den Männern erklärten, dass wir auf Grundlage der Umfrageergebnisse ein Buch für Frauen schreiben wollten, bekamen sie leuchtende Augen und waren nur umso erpichter darauf, bei unserer Umfrage mitzumachen – am liebsten hätten sie noch alle ihre Freunde mit ins Boot geholt. Sie alle hatten unterschiedliche Meinungen und Gefühlen in Bezug auf Sex auf Lager, aber noch nie hatten sie die Chance, sich zu diesem Thema frei zu äußern.

Was aber fast genauso wichtig ist: Die Männer möchten nicht nur ihre eigenen Ansichten über Sex mittei-

len, Sie wollen auch *Ihre* Ansichten hören. »Frauen sollten Männern gegenüber viel offener über ihre sexuellen
Wünsche sprechen«, meint Marcus (47, Geschäftsführer). »Es gibt nichts Schöneres, als wenn sich zwei Menschen treffen, die in Bezug auf Sex ähnliche Ansichten
haben!« Mike (23, Student) meint hierzu: »Habt keine
Angst, uns ganz offen zu sagen, was euch so richtig auf
Touren bringt und worauf ihr beim Sex steht. Die meisten von uns würden einfach alles tun, nur um eine Frau
zu befriedigen.«

Außerdem wünschen die Männer sich Aufrichtigkeit.
Wie einer der Befragten sagte: »Sex sollte man nicht als
Zahlungsmittel betrachten. Wenn eine Frau sich zu einem Mann hingezogen fühlt, dann soll sie es ihm doch
zeigen! Das finden wir allemal besser, als wenn eine Frau
die Unnahbare spielt.«

Unsere Kultur ist vom Sex besessen. Aber während wir
darüber anzüglich grinsen, entgeht uns so einiges, was
wir im Grunde schätzen sollten. Von jeder denkbaren
Stellung gibt es Bilder im Internet, und trotzdem haben
zahlreiche Männer noch immer keinen Schimmer, wie
sie ihre Freundin oder Ehefrau zum Orgasmus bringen
können. Ernsthafte Diskussionen über Sex sind selten.
»In unserer Gesellschaft ist es nicht einfach, über Sex zu
reden«, meint Malcolm (34, Manager), »aber bitte lasst es
uns weiter versuchen!«

Denn das ist das Einzige, was man tun kann, wenn es

Er sagt

Cynthia und ich hoffen, dass wir Ihnen einen aufschluss-reichen Einblick in die männliche Psyche gewähren konnten und dass Ihnen dieses Buch ein wenig dabei hilft, Männer besser zu verstehen. Letzten Endes zählt für uns nur, dass die Frauen über unsere sämtlichen Feh-ler hinwegsehen und mit uns ins Bett gehen. Wenn Sie es nicht aus Liebe oder zu Ihrem eigenen Vergnügen tun, dann tun Sie es doch bitte wenigstens für den Fortbe-stand der Menschheit. Ganz nebenbei: Stellen Sie sich nur vor, wie dankbar Ihr Partner sich Ihnen gegenüber erweisen wird, wenn Sie seine riesige Pornosammlung würdigen und ihm sogar erlauben, sie zu behalten!

um Sex geht: es versuchen. Ausprobieren und experimen-tieren. Miteinander reden. Und vor allen Dingen nie den Spaß am Sex und die Freude aneinander verlieren!

Danksagung

Wir begannen mit der Arbeit an diesem Buch vor der Geburt unseres Sohnes und an dem Tag, an dem er sechs Monate alt wurde, konnten wir die Vollendung unseres Werkes feiern. Der ganze Stress mit dem Buch, unseren Jobs und einem neugeborenen Baby wäre uns sicherlich über den Kopf gewachsen, wenn wir nicht so liebevoll von unseren Familien unterstützt worden wären. Ein ganz herzliches Dankeschön geht deswegen an Gerry, Michael und Ozi, an Naseem, Rick und Virma sowie an Jim.

Bedanken möchten wir uns zudem bei all den Männern, die sich so bereitwillig an unserer Umfrage beteiligten, die ihre persönlichen Ansichten und Erfahrungen mit uns teilten und uns so einen wertvollen Einblick in die männliche Psyche ermöglichten. Sie beantworteten auch im Nachhinein noch Fragen und stellten uns somit das Material für dieses Buch zur Verfügung. Ein besonderes Dankeschön auch an die Männer und Frauen vom Abschlussjahrgang 2006 der Haas School of Business an der University of California, Berkeley. Cynthia möchte besonders den Frauen der Word of Mouth Bay Area für ihre moralische Unterstützung danken, wie auch Leonor, Susan und Ivana für ihre liebevollen Babysitterdienste.

Zu guter Letzt möchten wir unserer Agentin Sheree Bykofsky von Sheree Bykofsky Associates danken; unserer Verlegerin Holly Schmidt; unserer Lektorin Ellen Phillips; und unserer Korrektorin Amy Kovalski. Ihre grenzenlose Geduld, ihr durch nichts zu ersetzender Beistand und ihre achtsame Lektüre unserer Texte haben einen wertvollen Beitrag zur Entstehung dieses Buches geleistet.

Register

Die geheimen erotischen
Wünsche der Frauen

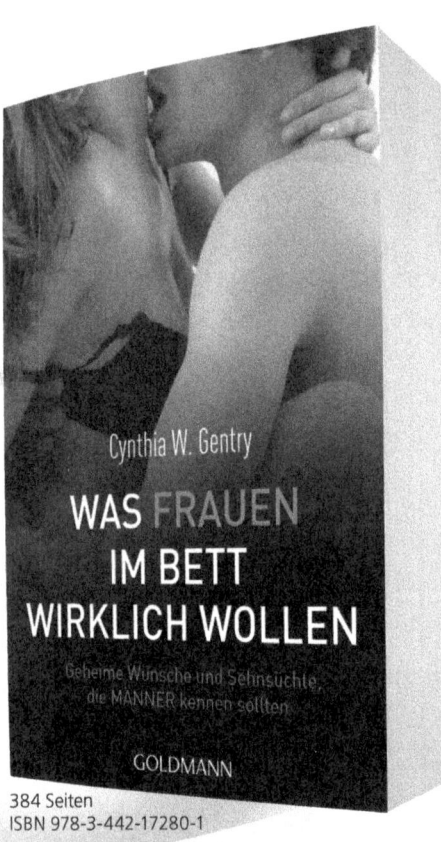

Millionen Männer wüssten gern, was Frauen sich im Bett wirklich wünschen – in diesem Buch verraten über 300 Frauen, wie es ihnen am meisten Spaß macht. Vortäuschen war gestern! Mit diesem Wissen wird Mann zum Sexgott!

Cynthia W. Gentry

WAS FRAUEN IM BETT WIRKLICH WOLLEN

Geheime Wünsche und Sehnsüchte, die MÄNNER kennen sollten

GOLDMANN

384 Seiten
ISBN 978-3-442-17280-1

www.goldmann-verlag.de
www.facebook.com/goldmannverlag

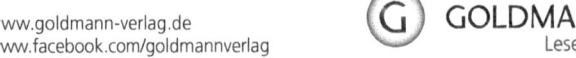

GOLDMANN
Lesen erleben